青春部落丛书
QING CHUN BU LUO CONG SHU

青春期奥秘之
我的卫生保健
QING CHUN QI AO MI ZHI WO DE WEI SHENG BAO JIAN

主　编　吴宗辉
副主编　何　艳
编者　李　娟　李　原　陈再燕　何　艳
　　　吴　娟　吴丹梅　吴宗辉　徐晓阳
　　　程　杰　游　莉　胡晓琳　孙　炯
　　　杨马华　郑佳昳

U0345753

 西南师范大学出版社

国家一级出版社　全国百佳图书出版单位

图书在版编目(CIP)数据

青春期奥秘之我的卫生保健/吴宗辉主编.—重庆
:西南师范大学出版社,2013.1(2018.12 重印)
(青春部落)
ISBN 978-7-5621-6130-1

Ⅰ.①青… Ⅱ.①吴… Ⅲ.①青春期－卫生保健
Ⅳ.①R161.5

中国版本图书馆 CIP 数据核字(2012)第 311219 号

青春期奥秘之我的卫生保健

主编 吴宗辉

策　　划	刘春卉　杨景罡
责任编辑	胡秀英
特约编辑	常丽丽
插图设计	张　昆
封面设计	大象视觉设计
版式设计	曾易成
出版发行	西南师范大学出版社
	地址:重庆市北碚区天生路 2 号
	邮编:400715　市场营销邮电话:023-68868624
	http://www.xscbs.com
经　　销	新华书店
印　　刷	重庆紫石东南印务有限公司
幅面尺寸	142mm×210mm
印　　张	8.75
字　　数	150 千字
版　　次	2013 年 1 月第 1 版
印　　次	2018 年 12 月第 3 次印刷
书　　号	ISBN 978-7-5621-6130-1

定　　价:21.00 元

衷心感谢被收入本书的图文资料的原作者。由于条件限制,暂时无法和部分作者取得联系。恳请这些原作者与我们联系,以便付酬并奉送样书。

序 言

　　青春期是什么？青春期其实是一个过程，是人从幼稚走向成熟的过程，是人一生中生理和心理变化最快最大也是最重要的阶段。

　　青少年就如同茁壮成长的幼苗，身体各方面每时每刻都在发生着改变，而身体改变的同时也让其不知所措，不知道怎样正确面对自己的改变，更不知道怎样才是真正健康的自己，导致各种疑虑和困惑，甚至影响到自己的学习和生活。因此，青少年在成长过程中不仅需要来自身边每个人的关爱和帮助，更需要充分了解自己，让自己自信、阳光地长大，健康、平稳地度过青春期。

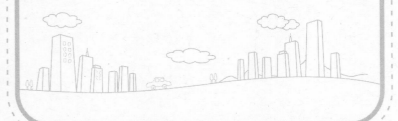

本丛书以推广普及青春期基本知识为目的,围绕青少年成长发育过程中所遇到的各种问题,作了科学详细的解答。从青春期健康常识、青春期卫生保健、心理保健、日常生活保健、青春期常见疾病防治、青春期男生女生身心奥秘等方面,作了深入浅出、简明扼要的阐述,文字浅显易懂,内容丰富实用,希望成为青少年朋友必不可少的健康工具书,伴随其成长成才。

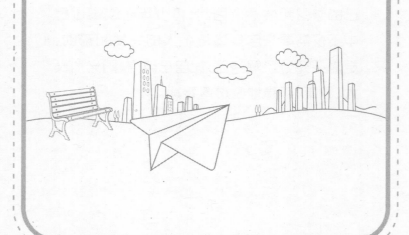

前　言

　　青春期是生理和心理剧变的阶段,是人生中最关键的时段之一。由于青少年朋友们的健康意识、卫生保健知识水平与自我保健能力不高,而且受千百年来传统观念的束缚,不能从科学的角度去正确认识和理解自身及周围的各种变化,这不仅影响他们的身心健康,而且会干扰他们的学习和生活。

　　鉴于此,我们编写了这本文字浅显、通俗易懂的读本,主要从生理、心理、生活习惯、营养与饮食、运动、睡眠、各种困惑、需要提防的常见病症等方面讲述了青少年的青春期卫生与保健及相关知识,以保证他们能顺利、健康、安全、愉快地度过青春期,让他们真正成为祖国未来的有用之才,为中华民族的振兴和繁荣昌盛作出巨大贡献。

编写此读本时尽量从青少年的生活实际出发，并与他们的身心情况、生活环境、文化水平等紧密结合，同时做到语言文字浅显、通俗易懂，内容具体实用，尽量避免过多地阐述枯燥的理论。希望此读本能成为广大青少年朋友身心健康的良师益友。

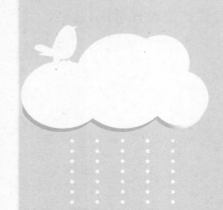

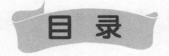

目 录

第三篇　探究青春期的性卫生与保健

第四篇　解除青春期的常见病症

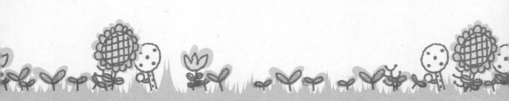

3

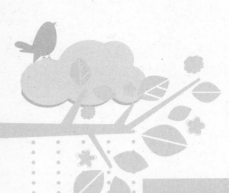

第一篇
推开青春期的神秘之门

如果说一年之计在于春，一日之计在于晨，那么一生之计在于青春期。让我们把青春期的生长发育当成一首歌吧，正是这首歌，使我们心潮澎湃；正是这首歌，使我们的形体或挺拔威武或丰姿绰约；正是这首歌，让男孩有了阳刚之气，让女孩有了阴柔之美。让我们把青春之歌齐声唱响。

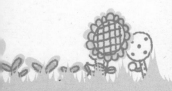

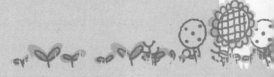

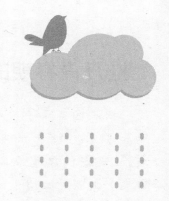

一、当青春来敲门——解密青春期

　　你知道吗？青春期是人体生长发育的第二个高峰期，生理上发生巨大变化，身高、体重迅速增长，各个脏器功能日趋成熟。不仅如此，青春期也是人一生中心理发展急剧变化的时期，是儿童向成人过渡的时期，更是人生观和世界观逐步形成的关键时期。

　　可以说，青春期是我们人生中的黄金时代，我们该如何把握好自己的青春，顺利度过这段美好时光呢？让我们一起走进五彩缤纷的青春世界吧！

3

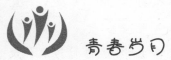

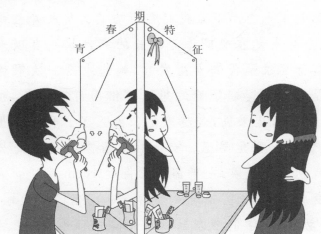

一场别开生面的讨论课

在高二(三)班的生理卫生课上,大家正对"什么是青春期"开展着一场激烈的讨论。讨论分成男生组和女生组,舒朗代表男生组率先发言了:"我觉得青春期,就是我长高了,声音变粗了,比以前跑得快了! 我觉得我越来越像个男人了。"这句开场白引来了全班的哄堂大笑,舒朗的脸也变得红彤彤的,不好意思了。老师立即说:"舒朗同学说得很好啊! 男孩子到了青春期,身体会迅速长高,声音也发生明显变化,还会长胡须,身体也变得结实了,越来越像成熟的男人了,这是青春期的典型表现。"课堂气氛一下活跃了很多,又有好几个男同学起来发言了。可是,一直没有一个女生主动发言。

4

老师说:"青春期是咱们每个人都会经历的时期,不光男生有,女生也有。下面我们有请咱们的班长郑红娟同学代表女生起来发言吧!"作为班长的郑红娟一直以来都很大方,老师要求她代表女生发言,她想也是一次锻炼的机会,于是大方地谈起了她的想法:"借用舒朗的话,我觉得青春期对于女生来说,是越来越像女人了。我们女生的青春期好像要比男生早吧。女生在青春期也是身高长得特别快,我初二的时候,一年都长了将近10cm呢! 女大十八变,越变越漂亮,说的就是女生的青春期吧!"慢慢地,在老师的带动下,同学们渐渐融入到讨论的氛围中,一场讨论下来,大家都很开心。这次形象生动的讨论课,不仅让大家初步了解了青春期的基本知识,更拉近了同学们彼此之间的距离。

青春心结

你上过这样别开生面的讨论课吗?每个同学都会有各种各样关于青春期的疑问,青春期对于男生女生来说,意味着什么呢?我们到底是从什么时候开始青春发育的呢?男生女生又有什么不同呢?

5

青春解码

1.什么是青春期?

青春期是由儿童到成人的过渡时期。在这个过渡时期内,人的外部形态、身体机能、心理、智力、思想、感情、意志、行为等方面都比儿童时期有明显的发展。我国一般把青春期的年龄范围定为10~20岁,有专家把其中10~13岁划分为青春前期(此期生长突然加快)、14~17岁为青春中期(此期第二性征发育开始显著)、18~20岁为青春晚期(此期第二性征发育逐渐成熟,体格发育变缓并逐渐停止),偏早或偏晚1~2年,都属正常现象。一般来说,女孩子的青春期比男孩子早,且个体差异很大。

2. 青春期发育的特点

首先,在生理方面,青春期发育的特点主要表现在以下几方面:

(1)身高、体重迅速增加

由于神经系统调节内分泌,分泌大量的生长激素,促使骨骼细胞分裂生长速度加快,同时,骨骼、肌肉、内脏器官的重量增加,故身高、体重迅速增加。

(2)生理机能增强

神经系统、消化系统、呼吸系统、循环系统和内分泌系统等大部分器官都迅速生长,心输出量、肺活量、脑容量增大,体内生长激素分泌增加,各种生理机能得到加强。

(3)生殖器官迅速发育

男性生殖器包括阴茎、睾丸等迅速发育,出现遗精;女性生殖器包括卵巢、子宫、阴道等发育成熟,形成正常的月经周期。

(4)第二性征出现

首先,在性激素的影响下,我们的身体出现了一系列与性别有关的特征。比如,男生喉结突起,嗓音变粗,发音低沉,肩宽胸阔,骨骼和肌肉质量变大,皮肤粗糙,出现胡须、汗毛等;女生嗓音高而尖,乳房发育,骨盆宽大,臀部比肩膀较阔,皮下脂肪增厚,皮肤细腻光滑等。

其次,从心理上讲,青春期是我们青少年性格形成、智力与思维发展最快,世界观、人生观形成的关键时期。青春期是我们从依赖到独立自主的过渡时期,但情感和意志表现也相对脆弱,而且容易出现逆向思维和逆反心理。

健康小窍门

青春期是生理发育突飞猛进的阶段,是性成熟期,是决定一生体质、心理和智力发育的关键时期。对于身体上的变化,我们不要大惊小怪,在思想上要充分准备,迎接人生的这个重要阶段。那么,我们青少年该如何正确面对青春期呢?

首先,要学习和掌握关于青春期的基本知识。知识就像青春期的一盏明灯,它照亮了我们青少年的内心世界,只有让自己掌握青春期的基本知识,我们才不会彷徨无助,很多问题就迎刃而解了。

其次,养成良好的习惯。美国心理学家威廉·詹姆斯有一段对习惯的经典注释:"种下一个行动,收获一种行为;种下一种行为,收获一种习惯;种下一种习惯,收获一种性格;种下一种性格,收获一种命运。"好习惯就像阳光雨露,给我们温暖,给我们营养,不仅有利于身体发育,更有利于身心健康的发育。

最后,学会自我控制。当我们遇到这样那样的内心矛盾和冲突的时候,我们要学会控制自己的不良情绪,加强自我修养,锻炼自己的意志,保持积极进取、乐观向上的心态。

二、认识自己，了解自己——青春期生理

到了青春期，由于生长激素的影响，我们都会发现自己的身体发生了很大的变化，身体长高，体重增加。另外，男孩和女孩在青春期的变化是不同的，有各自的特征。男孩会发现自己声音变粗、肌肉坚实、胡须长出、喉结突出，而女孩则出现声音高尖、骨盆变宽、乳房发育。下面就让我们一起来了解一下青春期生理有哪些具体变化吧！

8

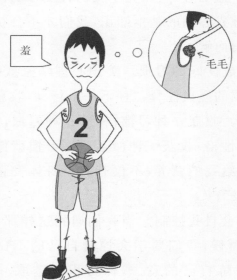

小强的烦恼

"老爸,你说发育是好事情还是坏事情?我感觉有时候很尴尬,就说这胳肢窝下的毛毛吧,每次打球我都不好意思抬胳膊,大鱼总笑我,这我还能承受,最不好意思的是被场外的女生看见,这也太那个了……"小强终于鼓起勇气,告诉了爸爸一件让他纠结了很久的事。

爸爸听了小强的疑问,回答说:"这没什么不好意思的!你看电视上的运动员,谁不长毛毛呢?这是身体发育的象征,标志着你逐渐成熟起来,别羞答答的。你就像一粒种子,到了青春期就开始发芽、成长了,你应该高兴,你正在慢慢变成男人!"

"就这还好事呢?"小强有点不相信。爸爸看到了小强的疑惑,于是开始跟小强讲很多关于男孩如何变成男人的故事。可能是爸爸的话起了作用,小强由开始的不信,慢慢地关注起自己的身体变化来,想到爸爸跟他说的话,也坦然多了。

 青春心结

你有过和小强相同的困惑吗?你意识到自己的身体正在悄悄发生着变化吗?你会排斥自己身体的变化吗?身边很多同学都会有这样的疑问:"我到底怎么了?"身体上的变化,总会让自己变得多疑,总是怕被人发现自己的变化。

青春解码

(一)男性青春期生理变化特点

1.男性的体格发育

进入青春期后,是什么让我们的身体突然发生了那么大的变化呢? 答案是激素,通俗地来说就是大家熟知的荷尔蒙,在神经内分泌系统影响下身体迅速生长,出现了人体生长发育的第二个高峰阶段。生理上发生巨大变化,身高、体重迅速增长,各脏器如心、肺、肝脏功能日趋成熟,各项指标达到或接近成人标准。

据统计,在青春发育期,每年至少要长高 6~9 厘米,甚至可达到 10~12 厘米,身高增长数相对较大。男性进入身高生长加速期的平均年龄是 13 岁左右,14 岁左右达到生长高峰,然后生长速度逐渐下降,慢慢趋于平稳。研究发现,青少年在青春期的身高突增一般要持续 3 年左右,在青春期生长发育迅猛阶段,男孩的身高可预期平均增高 23~28 厘米左右,一般比女孩高 3 厘米左右。

青春期男孩不仅身高有明显增长,而且体重、外形、面部也有明显变化。体重增长的高峰不如身高那样显著,但增长的持续时间比身高长,增长的幅度也比较大。成年人体重的 50% 左右是在青春期获得的,男孩体重增长达到最高峰的年龄与身高相同。体重的增长反映出身体内脏的增大、肌肉的发展以及骨骼的增长,也反映出营养及健康情况等,所以体重也是身体发育的一个重要标志。

　　随着体重的增加,表明了肌肉和骨骼同时也会发生变化。男性处于青春发育期中,在性激素的作用下,肌肉发展,骨骼增粗,力量相对也会增强,同时肩部增宽,下肢较长等,显得更加强壮宽厚。

　　青春期在身高、体重发育突增的同时,身体的比例也出现相应的变化,身体各部位均出现程度不同的增长加速,初期是手足首先迅速增大,随后上下肢体增长加速,由于肢体的发育快于脊柱,使青少年出现长臂、长腿和相对大手、大脚的不协调体型;当进入青春发育期的中后期,脊柱的增长明显加快,而且持续时间较长,致使躯干的增长超过肢体的增长,最终摆脱儿童体型,呈现出匀称、协调的成人体型。

11

2.智力的发育

　　处于青春期的大部分人都有被家长认定为"叛逆"的情况,这一种"叛逆"是有原因的,因为青春期是智力发展的高峰期,是创造力发展的最佳时期,处于青春期的少年对待事物都开始有自己的主意,不再像孩童时候事事听家长的。换一个角度看,其实"叛逆"这件事情也可以成为一件好事,由于青春期是智力发展的高峰期,也是青少年学习和接受新知识的黄金时期,因此,青少年更应该抓住机会把"叛逆"

这股劲用到学习方面。

　　青少年有强烈的好奇心和进取心,勇于探索和实践,在智力发展日趋成熟的过程中,青少年可以充分显示自己的创作才能。不少事实证明,有很多人在他们未成年时会迸发出智慧的火花。

　　同时,青春期思维的发展与年龄和性别密切相关。比如,形式逻辑思维在初中一年级开始占优势,到高中二年级已经基本成熟,所以整个中学阶段是青少年逻辑思维发展从开始占优势到接近成熟的关键时期;青春期思维发育无男女优劣之分,男女思维发展的水平大体一致,但确实各有所长或各具特色。比如,男性智力的优势是视觉能力强,空间知觉占优势,偏向于抽象逻辑思维,想象上偏重物与物的关系,倾向于逻辑性,理解记忆与抽象记忆能力强,思维创造性方面占优势;而女性智力的优势是听觉敏锐度好,获取语言能力占优势,偏向于形象思维,想象上偏重人与人的关系,倾向于形象性,机械记忆与形象记忆能力强。了解了这种性别上的智力特点,进而提示我们,男性智力上要发挥逻辑思维强的特点,要弥补形象思维的不足。女性智力上要发挥形象思维强的特点,要弥补逻辑思维的不足。

　　可以说,青春期智力的发展对一个人一生的发展起着重大的决定作用。

3. 男性生殖器官的生理构造

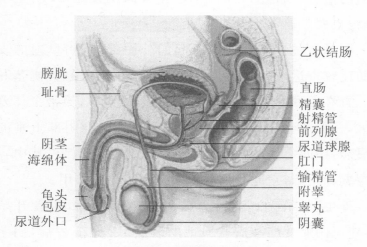

膀胱
耻骨

阴茎
海绵体

龟头
包皮
尿道外口

乙状结肠

直肠
精囊
射精管
前列腺
尿道球腺
肛门
输精管
附睾
睾丸
阴囊

男性生殖器剖面图

　　首先,让我们认识一下男性生殖器官的生理构造,男性生殖器官,可分内生殖器和外生殖器两部分。

　　(1)外生殖器:包括阴茎、阴囊

　　阴茎由两条阴茎海绵体和一条尿道海绵体组成。阴茎海绵体并列于背侧,其后端分开称为阴茎根,前端到阴茎头为止。尿道海绵体被左、右阴茎海绵体夹在中间,两端均膨大,前端膨大的部分称为阴茎头,呈帽状套于两个阴茎海绵体的顶部。阴茎头的顶端有尿道口,尿道海绵体内有尿道通过。男性尿道是排尿和排精的共同通道,它起自膀胱的尿道内口,终于阴茎头的尿道外口,全长约 17～20 厘米。阴茎的皮肤薄而富有伸展性,在阴茎头处,反折成双层的阴茎包皮,在阴茎头下面的正中线上有一皱襞连于包皮的内面,称为包皮系带。阴茎海绵体和尿道海绵体内都有极其丰富的血管,当性兴奋时,海绵体会高度充血,使阴茎增粗变硬,也就是通常所说的"勃起"。

阴阜为耻骨联合前面隆起的外阴部分,阴阜内的皮下脂肪比较发达,一般可见阴阜隆起,阴阜下方悬挂阴茎和阴囊。青春发育后阴阜布满阴毛,阴毛的分布、疏密个体差异较大,一般成年男子阴毛呈菱形。阴囊是会阴部下垂的皮肤囊袋,中间有阴囊中隔,将阴囊分为左右两半,其中容纳着睾丸和附睾,它能起到保护睾丸和附睾的作用。

外生殖器官的发育:男孩到 9～12 岁后,阴囊开始增大,伴以阴囊变红和皮肤质地的改变;12～15 岁后,阴茎变长,但周径增大程度较小;15～18 岁以后,阴茎和阴囊进一步增大,颜色变深,阴茎头更充分地发育,直到外生殖器官的形状和大小呈成年型。

(2)内生殖器:包括生殖腺体(睾丸)、排精管道(附睾、输精管、射精管和尿道)

睾丸位于阴囊内,左右各一,呈扁卵圆形,主要功能是产生精子和分泌男性激素。前者与卵子结合而受精,是繁殖后代的重要物质基础;后者则是维持男性第二性征的重要物质。在胎儿时期,睾丸位于腹腔,而出生后,睾丸就下降到了阴囊内,睾丸的容积在青春期前仅大于婴儿时期不足 3 毫升,但进入青春期后,睾丸迅速发育,容积可达 12 毫升以上。里面曲精细管长度及曲折程度增加,管腔增粗,管壁基膜上精原细胞不断分裂繁殖,出现各期生精细胞,最后发育成精子。输精管是附睾管的直接延续,它折返向上进入盆腔,与精囊腺的排泄管会合成射精管,穿过前列腺开口于尿道前列腺部。睾丸所产生的精子就是这样通过输精管进入尿道并随精液排出的。

(3)男性生殖器官的附属腺体:包括精囊腺、前列腺、尿道球腺

精囊腺是生殖道最大的腺体,分泌黄色黏稠液体,为精液的一部分,占精液的 70%。紧贴于膀胱底的后方及输精管的外侧,其排泄管与输精管会合成射精管。前列腺是由腺体和肌肉组织组成的一个形似栗子的器官,紧靠在膀胱的下方。前列腺分泌乳白色的液体,通过它本身的排泄管排入尿道,参与精液的组成,负责分泌 20% 的精液,并调节精液的酸碱度。

15

4. 男性生殖器官发育和第二性征的出现

(1)男性生殖器官的发育

男性生殖器官在青春期前发育非常缓慢,进入青春期后,在性激素的作用下,开始迅速发育,其速度远远超过身体其他系统的发育。

首先是睾丸的发育。青春期睾丸开始发育增大,睾丸内逐渐有精子生成,并且分泌性激素。睾丸发育 1 年后,阴茎开始增大增粗,17~18 岁时发育达到成人水平。

其次是出现遗精。睾丸从发育成熟开始,每时每刻都

在产生精子,同时附属腺体也在不停地分泌黏液,形成精液。当精液在体内积聚达到一定数量后,就通过遗精的方式排出体外。遗精是男性特有的生理现象,是青春期性发育成熟的重要标志。青春期后,健康男性均可发生。一般来说,首次遗精年龄平均为 14～16 岁,比女孩月经初潮平均年龄约晚 2 年。首次遗精多发生于夏季。初期的精液里可能没有成熟的精子。首次遗精发生后体格发育渐趋缓慢,而睾丸、附睾及阴茎却迅速发育,接近成人水平。

(2)第二性征的出现

随着男性生殖器官的发育成熟,逐渐出现第二性征如毛发生长、变声及出现喉结等。

①毛发:包括阴毛、腋毛、胡子、体毛等。男性的睾丸和阴茎开始增大一年后,阴毛最先出现,约在 12～13 岁开始。其次是腋毛,腋毛出现 1 年后,开始陆续长出胡须,渐渐呈现出成年人特征。

②喉结:喉结突出是男性特有的第二性征,喉结在 12 岁左右开始出现,这是由于雄性激素的作用使喉头增大及声带变长的结果,所以自 12 岁起男孩的声音渐渐变粗,音调较低沉,称为"变声期",到 18 岁左右完成。

(二)女性青春期生理变化特点

1. 女性的体格发育

在青春期阶段,女性也会出现在身高、体重、骨骼、肌肉、脂肪组织及各器官上的变化,但与处于青春期阶段的男性又有一些不同之处。

女性在青春期前一小段时间的身高往往要高于男性,这是因为女性生长突增的起始年龄比男性要早 1～2 年,一般在 13 岁左右就达到高峰。我国女性在整个青春期身高平均增长会达到 25 厘米。身高生长突增开始的早晚与持续时间的长短,也会因环境等因素而存在个体差异,但大多数人的规律相似,在增长过程中,增长速度每年递增,达到了突增高峰后,其生长速度很快又会下降,一般至 15～16 岁以后,生长就会变得很慢或停止生长。

17

在青春期阶段,女性的体重会出现很大幅度增长,增长持续的时间比较长,增长的幅度也较大,在青春期以后仍可继续增长。相比身高的生长来说,体重不会存在明显的突增高峰。青春期体重的增长主要包括骨骼、肌肉及脂肪的生长,也包含内脏器官和皮下组织的生长。

女性在身高生长突增高峰之后,随着体重的增加,肌肉发育的高峰也紧随而来。女性的肌肉含量相对男性有较多的水分和脂肪,而肌纤维含糖量较少。青春期开始以后,女性的脂肪组织也逐渐增加,并且随着青春期的发育,在雌激素的影响下,体内脂肪会持续增多,大多数会聚集在腹部、髂腰部、臀部、大腿及胸部,逐步形成具有女性特点的体型。

2. 女性生殖器官的生理构造

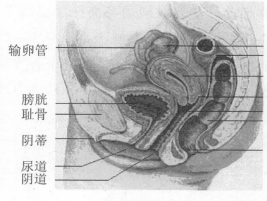

输卵管

膀胱
耻骨

阴蒂

尿道
阴道

卵巢
乙状结肠

子宫

阴道穹隆
子宫颈
直肠

肛门

女性内生殖器剖面图

我们先来了解一下女性生殖器官的生理构造,女性生殖器也叫女性性器官,按部位分为外生殖器和内生殖器。外生殖器也叫外阴,主要包括阴阜、大阴唇、小阴唇、阴蒂、前庭、前庭大腺、前庭球、尿道口、阴道口和处女膜;而内生殖器则由卵巢、输卵管、子宫、阴道组成。

女性的外生殖器保护生殖器内部的大阴唇,这是一对纵长隆起的皮肤皱襞。大阴唇的前端和后端左右相互联合,就形成了唇前联合和唇后联合,唇前联合的稍上端,位于耻骨联合前面的皮肤隆起处,其深面有比较多的脂肪组织,这是阴阜,在性成熟以后,这上面的皮肤就会生长出阴毛,其分布呈尖端向下的倒三角形。位于大阴唇的内侧,比较里面的就是小阴唇了,为一对薄薄的皮肤皱襞,里面光滑无毛。有时小阴唇会突出于外,颜色在粉红色到咖啡色之间都有。两侧小阴唇的后端相互会合，就形成了阴唇系带。两片小阴唇前端连接的顶点是阴蒂，外形很小，成为两个阴蒂海绵体，表面盖以阴蒂包皮，而露出在表面的就是阴蒂头，其富有丰富的神经末梢，所以感觉也十分敏锐。在阴蒂的下方就是尿道口，在尿道口和肛门中间就是阴道口和处女膜了。

（1）外生殖器

①阴阜。为耻骨联合前方的皮肤隆起，上与腹壁、下与大阴唇相连的皮下脂肪组织，呈丘状，青春期以后长有阴毛。

19

②大阴唇。是左右两列分开、较厚的皮肤皱襞，其裂孔制造出所谓的裂缝。在与阴阜相连的长毛地带，具有如橡皮般的弹力，自阴阜向下向后作成阴道裂的外侧壁。

③小阴唇。也是一对皮肤皱襞，位于大阴唇内侧。小阴唇的前端在阴蒂的前方会合，构成阴蒂包皮。其后端会合成阴唇系带。平常为粉红色，但是接受性刺激时，会充血成为紫色。

④阴蒂。相当于男性的阴茎海绵体，由两个阴蒂海绵体构成，在阴阜的正下方，小阴唇会合处，为直径 0.5 公分的小突起。阴蒂头富有感觉神经末梢，感觉极灵敏。平常被包皮所覆盖，接受性刺激时会勃起，为性敏感的重要部分。

⑤前庭大腺。约黄豆大小，其导管开口于小阴唇与阴道口之间的沟内，相当于小阴唇中、下 1/3 交界处，前庭大

腺分泌的液体有湿润阴道口的作用。左右对称的分泌腺，接受性刺激时，分泌物会增量，使阴茎容易插入。此时，在阴道与肛门之间有会阴部小空间存在。

⑥阴道前庭。为两侧小阴唇之间的腔隙。在阴道前庭的前上部有较小的尿道外口，后下部有较大的阴道口。

⑦处女膜。是位于阴道口的一层半月状或环状的黏膜皱襞。处女膜上有血管，当有硬物插入时，处女膜会破裂出血。有些女性的处女膜比较薄，重体力劳动或体育运动，如骑自行车、骑马、跳马等，也有可能引起破裂。

（2）内生殖器

①卵巢。是产生卵子和分泌雌性激素的器官，在子宫外侧，左右各一个。卵巢的大小随年龄而变化，青春期前，卵巢表面光滑，青春期开始排卵后，表面呈现出凹凸不平的瘢痕，至绝经期后，卵巢亦逐渐萎缩变硬。卵巢生成卵子，具有排卵作用。月经周期的第十四天左右，会排出一个卵子。女性一生中约排出 400～500 个卵子。

②输卵管。是一对细长而弯曲的喇叭形管道，两端与卵巢和子宫相连，卵子从卵巢排出后进入输卵管内，停留在输卵管壶腹部与峡部的连接处等待受精。卵子受精后，受精卵会借助输卵管蠕动和纤毛推动，向子宫腔的方向移动。

③子宫。是受精卵发育成长为胎儿的场所。子宫位于膀胱和直肠的中间，阴道口位于尿道口和肛门的中间。子宫像一个倒置的梨形，上端圆凸的部分称为子宫底，子宫底

以下的大部为子宫体。子宫呈圆柱状的部分称为子宫颈，它的下部突入到阴道内。子宫的内腔称为子宫腔，子宫腔的内壁上覆盖了一层子宫内膜，子宫内膜在激素的作用下会周期性地增厚。当卵子不能受精时，子宫内膜会剥落出血，从阴道排出，形成月经。

　　④阴道。为前后扁的肌性管道，位于内性器中的最下方，阴道口朝外性器的阴道前庭开口，伸展性很大。进行性行为时，是容纳男性阴茎的性交器。此外生产时，也具有产道的作用，为具有多样化作用的器官。

3. 女性生殖器发育和第二性征的出现

21

　　（1）生殖器官的发育

　　在青春期之前，女性的生殖器官发育是非常缓慢的，处于一种"休眠"的状态，而进入青春期后，在性激素的作用下，内外生殖器官的变化也尤其显著，处于飞速发展阶段。

　　卵巢是女性的主要生殖器官，一般在8岁之前的卵巢是很不起眼的，小而且光滑，8～10岁左右就开始发育，以后的发育就呈直线上升，17～18岁时卵巢发育就基本上已经成熟，发育成熟后的卵巢的大小就相当于本人拇指指头的大小。虽然发育成熟的卵巢仅仅只有拇指指头的大小，但是却具有非常重要的功能。

　　首先是卵巢产生生殖细胞——卵子，同时产生女性体内必需的一些性激素，主要包括雌激素与孕激素。由于卵巢既是女性内生殖器官，也是极其重要的内分泌器官，因此,卵巢的发育成熟就给女性带来了巨大的变化,逐渐地具有了女性的特点。

其次是子宫发育和月经出现。女性在 10 岁之前,子宫发育缓慢,变化不大,在 10 岁过后,才开始较快地发育,到了 18 岁时差不多就已经接近成人水平,这时子宫壁增厚,宫腔扩大,为将来孕育新的生命做好准备。月经来潮是女性成熟的重要标志,女性在青春期,卵巢增大后产生卵泡,并且在雌激素的作用下,子宫会增大,子宫内膜也会出现周期性变化,脱落出血而出现月经。

女性在青春发育时期,不仅卵巢、子宫有巨大变化,阴道也会发生明显的变化,阴道在发育中逐渐变长变宽,颜色逐渐加深,变为灰色。阴道上皮的脱落、更新及其一定的周期性变化也会受卵巢激素的影响,雌激素促使阴道上皮增厚,并使细胞合成大量糖原。青春期中,在性激素的作用下,女性阴道的分泌物由幼儿期的碱性逐渐转变为酸性。阴道分泌物通常在女孩首次行经前一年左右出现,是体内保持阴道清洁和健康的一种物质。通常阴道分泌物是无色、光滑的,但有时也可能是白色乳状或黏稠糨糊状,这就是所谓的白带。同时,女孩外阴逐渐由幼稚型向成人型过渡,阴阜开始隆起比较明显,大小阴唇变得更加肥厚,出现色素沉着现象。

(2)第二性征的出现

女性第一次月经来临就标志着女性开始进入青春期。进入青春期后,在雌激素及孕激素的作用下,女性在体态、

22

音调、骨盆等方面表现出了明显不同于以往的特征,这就是女性的第二性征。

　　女性在青春发育期中,各个生殖器官在迅速发育,同时女性的第二性征也逐渐明显。首先最为明显的就是女性乳房的发育。在儿童时期,只长出乳头,乳房的其他部位是平的、光滑的;青春期时乳房开始发育隆起,突出胸部的地方越来越多。其实,女孩在月经来潮前的 3～4 年,乳房就已经开始悄悄地发育了,此时乳头开始变得比较结实、高起、乳晕增大,范围更宽广,并且颜色在逐渐加深,乳头及乳晕下的乳腺管及脂肪组织增大,这时会有胀痛感。同时乳房增大,不断向外隆起,乳房会比以前更圆、更突出。乳房从开始发育到接近成熟,大约需要 3～4 年的时间。乳房的大小是由脂肪量决定的,体胖的人乳房大一些,体瘦的人乳房小一些。乳房隆起就是女性在进入青春期时外形上最大的特征。

23

　　在乳房发育后半年至 1 年之间,女性体内少量的雄激素的分泌,当达到一定程度时,阴部就会出现阴毛,阴毛由短变长,逐渐增多,从阴部中间逐渐向周围扩展,由阴阜向下分布呈倒三角形。女性腋毛也会在阴毛出现后相继出现,同样也是在女性体内少量的雄激素的刺激下产生的,腋毛量由少逐渐变多,由短逐渐变长。如果有些女性体内不产生雄激素或量极少,那么就不会出现阴毛、腋毛;如果量过多,则阴毛、腋毛会出现得更多、更密,甚至口唇周围也会出现少量小胡须。

　　在女性进入青春期后,喉结并不会突出,但是声带会变窄,发音就变得更细而且很尖。在骨骼方面,最突出的就是骨盆,骨盆发育并逐渐宽大,横径的发育往往大于前后径。脂肪组织也在渐渐增厚,变化较为明显,尤其在胸部、腹部、臀部和大腿皮下的脂肪沉着,呈现出女性体态的阴柔之美和婀娜多姿。

总的来说,随年龄的增长女性性征变化出现的顺序一般情况是:8～10岁身高突增开始,子宫开始发育;11～12岁乳房开始发育,出现阴毛,身高突增达到高潮,阴道黏膜出现变化,内外生殖器官发达;13～14岁月经初潮,腋毛出现,声音变细,乳头色素沉着,乳房显著增大;15～16岁月经形成规律,脂肪积累增多,臀部变圆,脸上长粉刺;17～18岁,骨骺闭合,停止长高;19岁以后体态苗条,皮肤细腻。

女性第二性征具有四大显著特征:一是乳房隆起;二是臀部突出;三是皮肤变得细腻光滑,体态丰满,显示了女性的婀娜多姿;四是月经来潮。

4. 初潮与月经周期解密

女性自青春期开始,子宫内膜就在卵巢分泌的雌激素与孕激素的作用下,出现周期性的变化。子宫内膜是指子宫底部、子宫体部和子宫颈内壁的黏膜,由上皮和固有层组成,主要分为功能层和基底层两部分。女性在进入青春期后,一般每隔28天左右就会发生一次子宫内膜剥脱、出血,并经阴道排出体外,这个过程就称为月经。每次月经的开始到出血停止的时间称为月经期,月经期一般为3～7天,出血量在 50～100 毫升。

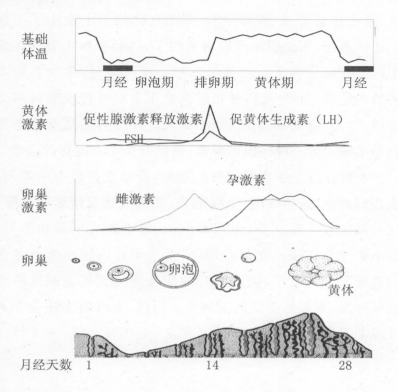

基础
体温

月经　卵泡期　　排卵期　　黄体期　　　月经

黄体
激素

促性腺激素释放激素　　促黄体生成素（LH）

FSH

卵巢
激素

孕激素

雌激素

卵巢

卵泡

黄体

月经天数　1　　　　　　　14　　　　　　28

　　第一次出现月经称为月经初潮。月经初潮的女性年龄一般在 10～16 岁,但有个体差异,会受遗传、营养、情绪、环境、气候等多种因素的影响。如果 8 岁以前出现月经初潮,应警惕性早熟,如果 18 岁仍无月经初潮,应警惕发育迟缓。初潮时,卵巢功能尚不稳定,初潮后月经周期并不规律,基本上在 1 年内或更长时间才逐渐转为规律的每月 1 次,情况因人而异,大约 1～2 年。如月经周期超过半年或行经时间超过 10 天以上,都属不正常,应该找医生就诊。初潮来临的女孩,生长迅速,食欲增加,乳房发育隆起,时有疼痛,阴毛、腋毛开始增加,颜面红润,如果在你的身上发生了类似上述的情况,那说明初潮即将来临了,同时也标志着你在性生理上开始成熟了。女孩子在第一次行经时,常常不免有害怕的心理,实际上只要知道这是正常的生理现象就不会恐惧了。月经周期常为 21～35 天。月经初潮是女性在青春期来临时的一种健康的象征,更是身体正常发育的标志。

女性在月经快来时或月经期间,特别是月经头一两天,往往感到不适,如腰酸、下腹坠痛、乳房发胀及情绪不佳等,这都属正常生理现象,短期即愈,一般不影响生活和学习,也不必过分紧张。在月经期间,由于子宫内膜脱落及血管破裂形成了"伤口",阴道平时的酸性环境又被偏碱性的血液所冲淡,很容易受到病菌感染。因此,女性要多注意个人月经期卫生。

 健康小窍门

了解了青春期的基本知识,为了顺利度过青春期,给我们将来成年打下良好基础,我们青少年应该从以下几个方面做好准备:

1. 养成良好的生活习惯。劳逸结合,饮食上不偏食、挑食,注意营养均衡,加强运动锻炼,促进体格健康。

2. 加强个人清洁卫生和保健,形成预防为主的观念,避免疾病的发生。

3.我们要注意观察自己身体的变化,客观认识,坦然面对,习惯并接受自身的生理变化,懂得这些变化都是身体正常发育的结果,有问题要及时向老师和父母反映,不要背上心理包袱。

三、就让"我心飞扬"——青春期心理

青春期不仅是孩子生理成熟的时期,也是他们心理成熟的时期,是由儿童发展为成年人的过渡时期。在孩子逐渐发育成熟的过程中,伴随着一系列心理变化,每个人都应当正视这些变化,不应该把这些变化当做负担,甚至产生羞耻的心理。

27

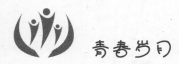

青春岁月

十四岁少年的日记

大人们常说"少年不知愁滋味",其实他们并不了解我们。

不到两年,我长高了,吃得多了,有了自己的主见,而不再是"小小少年"。但是在父母眼里,我仍然还是个孩子,有时候外出,妈妈还是会像我小时候一样,拉着我的手,生怕我会走丢似的。要是被自己同学看见了,真是丢人死了。更让我苦恼的是,妈妈总是事无巨细地看管我,每天去上学,妈妈总是不断地唠叨:"路上要小心点。"晚上做完作业,刚打开电视想看一下喜欢的电视节目,妈妈又会问:"作业做完了吗?早点睡觉,明天一大早还得去上学呢!"买衣服我喜欢深色的,妈妈非说深色的太暗,要买亮一点颜色的⋯⋯

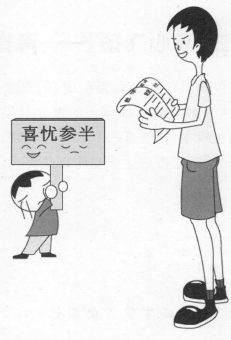

喜忧参半

走进教室,我总是觉得有几十双眼睛在盯着我,跟女同学打招呼会感到脸红心跳;一次考试取得好成绩会欣喜若狂,一次小考考砸了会垂头丧气;为了一个小问题,会与同学争得面红耳赤;当答不出老师的提问时,又会觉得羞愧难当⋯⋯

在同学眼里,我帅吗?在老师和同学的心目中,我是一个好学生吗?⋯⋯尽管有这么多的烦恼,父母却浑然不知,有时候想和他们交流,但又觉得难以启齿,真不知道该向谁诉说。仔细观察班上其他同学,虽然他们表面上显得若无其事,但似乎又都与我有相同的问题、困惑和迷茫……

青春心结

看了这篇日记,你是不是觉得似曾相识呢?是不是觉得这些事情和这些疑问也在自己的身上发生过呢?

29

这篇日记中所体现出来的少年的困惑和烦恼正是处于青春期的青少年所必须经历的一种独特的体验。青春期是生长发育的高峰期,也是心理发展的重大转折期,因为身体迅速发育而强烈要求独立,却又因为心理发展得相对缓慢而保持儿童似的依赖性;因为性意识的萌芽而变得对异性非常好奇,却又由于羞涩从而逃避跟异性的接触。青春期就是在这种相互矛盾的心理状态中挣扎,我们青少年需要很长的一段时间,通过反复的尝试、碰撞、回视,慢慢地走向成熟。

青春解码

1. 你是否有这些心理特征和行为特点?

(1)青春期心理发展的矛盾性

①独立性和依赖性的矛盾。青春期是一个独立性和

依赖性、自觉性和幼稚性矛盾交错的过渡时期。青春期的少年在心理特点上最突出的表现是尝试摆脱父母的束缚、渴望独立的意识和行动。如我们渐渐地在生活上不愿受父母过多的照顾或干预，否则心理便容易产生厌烦的情绪；对一些事物是非曲直的判断，不愿意再一味地听从父母的意见，并有强烈地表达自己意见的愿望；对一些传统的、权威的结论持异议，往往会提出过激的批评之词。但同时又由于其社会经验、生活经验的不足，在寻求独立的过程中经常碰壁，从而又不得不从父母那儿寻找方法、途径或帮助，再加上经济上不能独立，父母的权威作用又强迫他们去依赖父母。

②成人感与幼稚性的矛盾。青春期心理特点的突出表现就是出现成人感——认为自己已经成熟，长成大人了，因而在一些行为活动、思维认识、社会交往等方面，表现出成人的特点或者表现出成人的行为模式。在心理上，渴望别人把自己看做大人，希望得到别人的尊重和理解。但毕竟年龄还小，社会经验和生活经验及知识有限，在思想和行为上往往盲目性较大，容易做傻事、蠢事，带有明显的小孩子气、幼稚性。

③自制性和冲动性的矛盾。在心理独立性、成人感出现的同时，自觉性和自制性也得到了加强，在与他人的交往中，青春期少年主观上希望自己能随时自觉地遵守规则、力尽义务，但客观上往往又难以较好地控制好自己的情感，有时会鲁莽行事，使自己陷入既想自制，但又易冲动

的矛盾之中。

④渴求感与压抑感的矛盾。由于性的发育和成熟，自然就出现了与异性交往的渴求。比如，喜欢接近异性，想了解性知识，喜欢在异性面前表现自己，甚至出现朦胧的爱情念头等。但由于学校、家长和社会舆论的约束、限制，使青春期的少年在情感和性的认识上存在着既非常渴求又不好意思表现的压抑的矛盾状态。

⑤开放性与闭锁性的矛盾。青春期的少年需要与同龄人，特别是与异性、与父母平等交往，渴望他人和自己一样彼此间敞开心灵来相待。但由于每个人的性格、想法不一，使这种渴求找不到释放的对象，很多青少年只好诉说在日记里。这些日记写下的心里话，又由于自尊心，不愿被他人所知道，于是就形成既想让他人了解又害怕被他人了解的矛盾心理。青少年不像儿童时期那样经常向成人敞开自己的心扉，内心世界变得更加丰富多彩，但又不轻易表露出来，心理的发展呈现出闭锁性的特点。青少年非常希望有单独的住宿房间，有个人的抽屉，并喜欢把抽屉锁起来，好像有什么秘密的东西不愿让别人知道，其实里面并无什么要紧的东西。青少年不大爱对长辈说心里话了，在长辈面前显得寡言。爱写日记，就是这种闭锁性的表现。记日记既可倾吐心声，又可保守秘密。心理发展的闭锁性使青少年容易感到孤独，因此又产生了希望被人理解的强烈愿望。青少年热衷于寻求理解自己的人，找"志同道合"的知心朋友，对知心朋友能坦率地说出内心的秘密。

（2）青春期情绪情感发展的特点

青少年的情绪和情感已趋向成熟和稳定，但与成人相比，又显得动荡不稳，主要表现在以下几个方面：

①情绪波动的两极性。有时心花怒放、阳光灿烂、满脸春风，有时又愁眉苦脸、阴云密布、痛不欲生，甚至暴跳如雷，可以用"六月天，孩子脸"来形容。

②情感的内容越发丰富、深刻。青少年的几种基本情绪如愤怒、恐惧、欢乐、悲伤和爱的起因以及表现特点与儿童期不同，表明其情绪情感已经从不成熟发展到成熟。由于智力和社会需要的不断增长，青少年慢慢地形成许多具有明确道德意识的社会性情感，如集体荣誉感、社会责任感、义务感、正义感和民族自豪感等，其深刻性和持久性明显提高。

32

③对情感的自我调节和自我控制的能力提高，情感逐渐稳定。这一方面表现在青少年情感持续的时间延长，不再像儿童那样容易转换，受外部情境的影响减少；另一方面表现在青年的情感类型正从外倾型向内隐型过渡，青春期青少年能根据条件的需要在一定程度上支配和控制自己的情感，表现出外部表情与内心体验的不一致。

（3）青春期自我意识的发展

自我意识是指个体对于自己以及自己和周围事物关系的一种认识，也是人认识自己和对待自己的统一。自我意识包括自我观察、自我评价、自我体验、自我监督、自我教育和自我控制等形式。在青春期，心理上产生的种种矛盾给青少年带来了不少苦恼,这使得他们自觉或不自觉地将自己关注的焦点指向内心的主观世界,把自己作为思索的对象,更多地并且不断地思考关于"我"的问题,这一时期也就成为了个体自我意识发展的第二次飞跃期。青少年自我意识有如下几个特点:

①自我观察和自我认识由被动转向主动。在少年期以前,儿童对自己的认识,多半通过老师、父母和同伴对自己的评价来进行。进入青春期后,他们开始主动地观察和认识自己,常常思考"我是一个什么样的人""我为什么会是这样的人""我可能和应该成为什么样的人"等等问题,并迫切地希望从有权威和有名望的长辈那里或从书本中获得问题的答案。

33

②自我体验逐渐深刻,自我评价变得越来越实际。青少年对周围的人的评价非常敏感,常常会因他人的一句话而引起很大的情绪波动;青少年常常会把对自己的认识、情感和意志品质的体验与自己的前途和未来相联系,并对自己加以肯定或者否定的自我判断。少年的自我评价有较大的片面性,随着其阅历增长,至青年期,自我评价越来越符合实际情况。

③自我监督和自我调节能力不断增强。在少年时期,青少年的行为主要受长辈或同伴的制约,其行为会因他人的评价而得到适当的调节;进入青春期后,青少年能够根据自己的思考和自我评价来调节自己的行为,包括调节自己的兴趣爱好和人生理想。此时,他们对别人"批评式"的评

价往往会有一种"逆反心理",从内心或行动上加以抗拒。

这一时期,青少年自我意识的增强在行为和人际交往中也有诸多明显的表现。

①对自己体貌的强烈关注。处于青春期的青少年开始十分关注与自身有关的一些问题,因此自己的形体与外貌这些跟自己最直接关联的方面就成为他们首要关注的焦点。这个时候,他们比较留意自己外貌的一些特征,比如,注重自己的衣着打扮,注重自己的体形(高矮胖瘦等等)。此外,身体上的种种变化也会让他们感到略微不安或者兴奋。他们的这些举动正是他们对自身的一种积极的探索和关注。

②十分关心自己的人格特征和情绪特征。青春期青少年对自我的认识还表现在对自己的人格特征和自我情绪情感的过分关注上。他们时常把自己想象为"独特的自我",把周围其他人视为"假想的观众",似乎这些假想的观众随时随地都在关注、观察着这一独特的自我。常常主观地把自己的自我欣赏、自感不足等都投射到周围人的身上。这种过分夸大自己感受和体验的现象是带有强烈主观色彩的自我中心倾向。

③对同龄人对自己评价的敏感和关注。在青春发育期,对青少年而言,同龄人群体是他们最重要的交往群体,也是他们认识自己的一个非常重要的途径。他们需要不断地调整自己与同龄人之间的关系,从而使自己在这个群体中占有一定的地位,受到他人的尊重并得到积极的评

价。这个过程会影响他们对自己评价的能力和在群体中社会地位以及自尊等情感的认识,并逐渐影响着他们的自我评价。此外,他们并不满足于仅仅拥有愉快的集体生活,除了别人的尊重之外,他们也力求找到自己的知心朋友,不管是同性还是异性,而且自觉地将自己与朋友进行比较,找出优点和缺点。

④对成人或偶像的模仿。成年人的种种特征或行为往往是青少年自身成长的目标,因此,处于这一时期的青少年会自觉或不自觉地模仿成年人的某些特征或者行为,而模仿的最直接的对象就是他们的父母。青少年时期崇拜偶像的特点非常突出,这从生活中时常见到的普遍的疯狂的"追星"场面就可见一斑。实际上,在成长过程中是需要偶像的,尤其是对于青春期的孩子来说,处于一种人类本能的崇拜需求,很多女孩子喜欢模仿其他漂亮女孩或女明星的走路方式,而男孩子喜欢出名的运动员,喜欢模仿他们来展示自己的力量,这些本质上都是处于一种本能的模仿和希望得到被同性或异性认可的一种需求。因此,在这种情况下,我们应该更多地去了解和关注明星自身的优点,明白每一个人之所以能够成功成名,身后都有一段艰苦奋斗的历程,这些才是我们应该多加学习和模仿的重点和关键。

(4)青春期的逆反心理

以前常做错事,爸妈也总斥责我,但我以前都是不说话,默默地忍耐,而这一年(我 17 岁)不知怎么了,我学会了犟嘴,他们骂过来我就会回应过去,我心里很明白妈妈处于更年期要体谅,可就是控制不住,我这到底是怎么了?

这种表现是青春期青少年逆反心理所带来困扰的一种比较典型的现象。青春期的青少年,随着接触范围的扩大,知识面的增加,内心世界丰富了,形成了自己的价值观,这种价值观有时与父母的价值观不同,遭到父母的反对,得不到父母的理解。于是就在同龄孩子中去寻找共鸣,父母也就变得不那么亲近了,此时,如果父母不了解子女的这种心理、生理变化,一味简单、生硬地管教,就会迫使子女产生反抗情绪和行为。

逆反心理产生的原因一般有三种:①好奇心的驱使;②对立情绪;③心理上的需要。青少年对于越是得不到的东西,越想得到;越是不能接触的东西,越想接触;越是不让知道的事情,越想知道。青春期的心理就是在这样的矛盾和困扰中形成,并慢慢趋于成熟的,这是一个自然的过程。除了父母要注意尊重与信任孩子,多与孩子交流感情,了解他的心理,协助孩子把自己的生活安排得充实且有意义之外,青少年自己也应该换位思考从父母的角度看待这个问题,父母之所以会做出一些让自己不愉快的事情,也是由于他们对自己不了解所造成的,他们或许并不了解自己生理、心理上的变化使自己在看待一些问题上的观念与他们不同了。这时候,很多青少年难免就会与自己的父母发生口角,导致关系紧张。其实,这样的事情是完全可以避免的,我们自己首先原谅父母的这一种不了解,俗话说,不知者无罪,再者最重要的就是主动与父母沟通,这种沟通是一种心与心的交流。另外,还应该多了解自己,积极地去探索和解决自己所面临的问题,在遭遇挫折和困难的时候,不气馁,更不放弃,相信青春没有迈不过去的槛,就像有句话所说的"阳光总在风雨后",青春期的风雨飘过,带来的必定是成长和快乐!

2. 青春期心理健康的标准

青少年是否心理健康,至少应该符合以下几点标准:

（1）身体健康,智力正常。这一标准是衡量心理健康的最重要的标准之一,是个体正常生活、学习的基本条件。

37

（2）稳定协调的个性,意识良好。心理健康的青少年胸怀坦白,言行一致,表里如一,热爱生活,兴趣广泛,具有良好的自我意识,并自尊自爱,尊重他人,善于调节自己的言行举止,使其性格、情感、行为能符合其年龄特点。

（3）拥有良好的人际关系。心理健康的青少年,有积极、良好的人际关系。尊重他人,理解他人,善于学习他人的长处补己之短,并能用友善、宽容的态度与别人相处。他们在别人面前能做到真诚坦率,从而容易得到别人的信任,并建立起融洽的人际关系。在集体中威望很高,生活充实,是同学们的知己。

（4）稳定的情绪状态。情绪是心理健康的温度计,心理健康的青少年,在乐观、满意等积极情绪体验方面占优势。尽管也会有悲哀、困惑、失败、挫折等消极情绪出现,但不会持续很久,他们能够适当表达和控制自己的情绪,使之保持相对稳定。在心情上保持相对的平衡,拥有稳定的情绪,就能在顺境中积极向上,在逆境中毅力顽强,克服困难。

(5)热爱生活,积极进取。心理健康者热爱生活,能深切感受生活的美好和生活中的乐趣,积极憧憬美好的未来;能在生活中充分发挥自己各方面的潜力,不因遇到挫折和失败而对生活失去信心;能正确对待现实困难,及时调整自己的思想方法和行为策略以适应各种不同的社会环境;拥有明确并且切合实际的奋斗目标,并为之努力拼搏。

健康小窍门

青少年应该从这样几个方面来培养健康的心理:

1.树立正确的人生观

认识人生的意义,树立远大理想,把个人利益和祖国人民的利益联系在一起,"先天下之忧而忧,后天下之乐而乐。""不以物喜,不以己悲。""胜不骄,败不馁。"对自己的不足敢于正视,奋起直追;对同龄人的成就感到欣慰,不忌妒。这样的人一般都能保持心理健康。

2.充分认识自己,树立自信心

一个人对自己的一切不仅要充分了解,而且需要坦然地承认及欣然地接受。因为在个人所具有的条件中,有很多是不能改变的,如容貌、生理缺陷、家庭条件等。如果只了解自己而不能接受自己,势必增加个人的不安与痛苦,甚至发展到心理变态。了解自己比了解他人困难,而对自己品质的了解就更加困难。

3. 建立良好的人际关系

青年人在社会集体中生活,要与亲人、同学、老师、朋友交往。心理不健康的人,常常在与他人的交往中是很不正常的,这主要表现为孤独、恐惧、怀疑、忌妒等。正常的人际关系必须建立在既充分了解自己,又客观了解他人的基础上,双方都为增进相互了解、实现共同的目标而努力。

39

4. 培养健康的情绪

首先,要学会控制情绪。控制不等于压抑,而是使情绪表现适当,控制住不适当的情绪。要能控制自己的情绪,必须承认某种情绪的存在,并找出产生这种情绪的原因,针对这种情绪情境存在的消极作用,寻找适当的途径去克服它。

其次,要保持稳定的情绪。稳定的情绪使人心境安定。有的学生情绪极易波动,忽而愁眉苦脸,忽而又喜笑颜开,情绪不稳定,容易使人的心理失去平衡,导致心理疾病。要发展稳定的情绪,一方面在于提高自身的认识能力,另一方面要培养和锻炼坚强的意志,用坚强的意志来控制情绪的波动。

再次，要对事物具有幽默、轻松、乐观的态度。幽默有助于适应环境，当一个人发现不协调的现象时，最好的办法是用幽默去应对。这样会使紧张变轻松，使窘困变自然。

总之，只要能对生活、学习及工作抱乐观态度，性格就会开朗。

第二篇
这些"需要"青春期必不可少

在青春期这个缤纷变化的季节里，我们每时每刻都能感受到身体在改变，每时每刻身体都给我们带来惊喜。如果问："青春期我们的身体最需要什么？"那么，回答是："我们最需要的就是为自己未来拥有健康强壮的体魄打下良好坚实的基础。"因此，我们这些"需要"青春期必不可少。

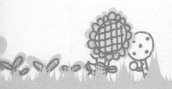

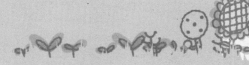

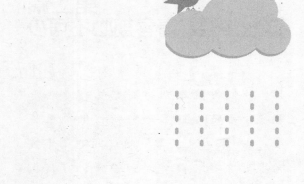

一、"民以食为天"
——营养与饮食的需要

青春期是青少年体格和智力发育的关键时期。在此期间,生长速度加快,身体对各种营养素的需求也增加,充足的营养摄入可以保证体格和智力的正常发育,也为成人时期乃至一生的健康奠定良好基础。因此,我们应该了解青春期对营养的基本需要,走出目前人们存在的常见误区,充分利用每餐膳食的营养,合理安排好每一天的饮食,促进身体素质和生活质量的提高。

43

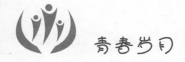青春岁月

"魔鬼"身材可以饿出来吗?

高一的小琪总是嫌自己太胖,身体曲线不够"魔鬼",前两周开始嚷嚷着说要减肥。这不,真的行动起来了,早餐晚餐只喝豆浆,中午不进食,其他时间一感到肚子饿就喝白开水。还不停地在网上或路边发的宣传单上寻找更快的减肥法,比如吃减肥药或者喝减肥茶等,总之一天都不怎么吃饭。这样一周下来,她开始苦恼了:自己这么努力减肥,体重似乎没见太大变化,可这两天开始觉得精神

不振，课堂上老是分神，反应迟钝，总感到头昏，平时如期而至的"大姨妈"也推迟了。去校医院检查，医生说是营养不良，建议她不要盲目减肥，一定要恢复正常饮食。这回

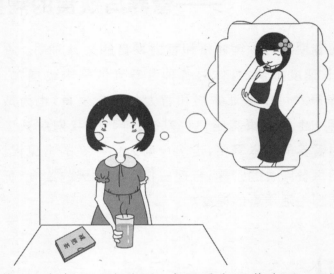

她后悔了，决定听医生的话，减肥再也不禁食了，而是正常饮食和多运动。很快小琪就收到了意想不到的结果，不仅减肥成功，而且身体比以前更加健康了。

 青春心结

"减肥嘛，不就是少吃点，咋还成营养不良了？"青春期到了，很多青少年都非常苦恼身材日益壮实，总是担心自己会长胖，不断想着要减肥，保持苗条身材，殊不知，这苗条身材还真是会惹出大麻烦。

青春解码

青春期生长发育迅速,除身高、体重外,心脑肝肾的功能也在不断增强,而在此期间青少年的运动强度大、学习紧张,恰恰需要更多的营养。我们一起来看看青春期营养有哪些特殊需要:

1.青春期对营养的特殊需要

(1)能量——维持生命活动的基本动力

能量是维持机体新陈代谢、促使肌肉活动、保持体温、消化食物的动力,而且对于成长发育也是必不可少的,通常用卡或千卡来表示人体中能量的消耗和需要量。一般来说,11~13岁的儿童能量供给为2400千卡(男)和2200千卡(女),14~18岁的儿童能量供给为2900千卡(男)和2400千卡(女)。

45

能量对人体的生理作用有以下几方面:①维持基础代谢,即维持生命的最低能量消耗;②维持肌肉活动(体力活动);③食物的特殊动力作用,即进食所消耗的能量;④提供生长所需要的能量。除了以上几种原因之外,由于青春期活动多,活动量大,同时青少年正处在青春发育期,又是学习、知识积累及升学的紧张阶段,因此,青春期更需要较多的能量。

能量是否平衡与健康的关系极大,如果在这个时期摄入能量不足,可出现消瘦、疲劳、体力下降等症状,严重影响学习、训练和劳动效率。一方面,体重太低的女性,性成熟延迟,往后妊娠中容易分娩低体重婴儿;另一方面,能量摄入过多,易发生肥胖、高血压、糖尿病等。

　　青少年应该合理地选择供给能量的食物,其中碳水化合物(俗称糖类化合物)、脂肪和蛋白质是三大供给能量的营养素。一般来说,碳水化合物供能占55%～65%,蛋白质占10%～12%,脂肪占20%～25%。米饭、面食、植物块茎(如马铃薯、山芋)等为碳水化合物食物,蛋类、肉类、豆类等

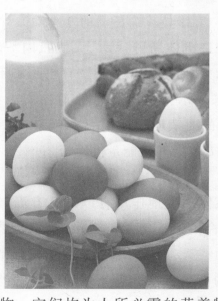

为蛋白质类食物。它们均为人所必需的营养物质来源。蛋白质类食物中的脂肪与碳水化合物食物的淀粉在体内摄入后,在体内转化为糖分为人体利用,但是如果摄入量超过消耗量,糖分就会转化为脂肪储存起来。如果我们每天按照能量构成的基本比例,科学地摄取能量,就能保证和满足身

体生长发育的基本需要了。

（2）蛋白质——一切生命的物质基础

蛋白质是构成一切细胞和组织的基本材料，也是维持生长和修补更新的主要材料。正常成人体内约 16％～19％是蛋白质。蛋白质不仅是人体组织的主要构成成分，而且也是构成人体内各种重要的生理活性物质的主要成分。处于青春期的青少年，机体生长发育旺盛，对能量和蛋白质的需要量明显增加，所以供给的营养必须和青春发育过程的变化相适应。一般情况下，11～13 岁男女生每天蛋白质需要量是 75 克左右，14～18 岁男生为 85 克，女生为 80 克。

蛋白质的来源，除了主食米面之外，更重要的是来源于鱼、肉、蛋、乳、大豆等食物，所以在每天的膳食中，除了主食之外，还应该增加一些动物性蛋白质，粗杂粮、豆类混吃，素荤搭配，才能满足身体对蛋白质的需求量。

（3）维生素——人体重要的有机物质

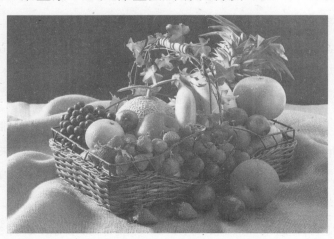

维生素是一种低分子的有机化合物,种类很多,在食物中含量极微,在体内的含量也很少,但在人体的生长、代谢、发育过程中却发挥着重要的作用,所以我们应该知道哪些食物富含什么样的维生素,以便满足每天的基本营养摄入,下面介绍富含各种维生素的日常食品:

富含维生素 A 的食物:动物肝脏、奶与奶制品及禽蛋、绿叶菜类、黄色菜类及水果等。胡萝卜、西红柿、柿子、鸡蛋、牛肝和猪肝、鱼肝油、牛奶、奶酪、黄油、西兰花、菠菜、莴苣、大豆、青豌豆、橙子、杏、红薯、杏等都可补充维生素 A,另外,多吃鱼肝油也可以补充维生素 A。

富含维生素 B_1 的食物:谷物皮、豆类、坚果类、芹菜、瘦肉、动物内脏、小米、大白菜、发酵食品,胚芽、米糠和麸皮中也存在丰富的维生素 B_1。

富含维生素 B_2 的食物:动物肝脏(如肝、肾、心)、猪肉、小麦粉、羊肾、鸡肝、大米、黄瓜、鳝鱼、鸡蛋、牛奶、豆类及某些蔬菜如油菜、菠菜、青蒜等绿叶蔬菜。

富含维生素 B_6 的食物:肉类食物如牛肉、鸡肉、鱼肉和动物内脏等,全谷物食物如燕麦、小麦麸、麦芽等,豆类如豌豆、大豆等,坚果类如花生、胡桃等。

富含维生素 B_{12} 的食物:只有肉类食物中才含有维生素 B_{12},所以准备的食物一定要荤素搭配均匀,主要食物来源为肉类、动物内脏、鱼、禽、贝壳类及蛋类,乳及乳制品中含量较少,植物性食品中基本不含维生素 B_{12}。

富含维生素 C 的食物:新鲜的蔬菜和水果,如青菜、韭菜、菠菜、柿子椒、芹菜、花菜、西红柿、大蒜、龙须菜、甜辣椒、菠菜、萝卜叶、卷心菜、马铃薯、荷兰豆和柑橘、橙、柚子、红果、葡萄、酸枣、鲜枣、草莓、柿子、金橘,野生的苋菜、苜蓿、刺梨、沙棘、猕猴桃、酸枣等维生素 C 含量尤其丰富。

富含维生素 D 的食物:自然界中只有很少的食物含有维生素 D,动物性食品是非强化食品中天然维生素 D 的主要来源,如含脂肪高的海鱼和鱼卵、动物肝脏、蛋黄、奶油和奶酪中相对较多,而瘦肉、奶、坚果中含微量的维生素 D。不过通过日光浴可以促进维生素 D 在体内合成,所以要坚持补充鱼肝油滴剂。

富含维生素 E 的食物有:各种油料种子及植物油,如麦胚油、玉米油、花生油、芝麻油,豆类、粗粮等都是维生素 E 的重要来源。某些谷类、坚果和绿叶蔬菜中也含一定量的维生素 E。

富含维生素 K 的食物有:牛肝、鱼肝油、蛋黄、乳酪、优酪乳、海藻、紫花苜蓿、菠菜、甘蓝菜、莴苣、花椰菜、豌豆、香菜、大豆油、螺旋藻、藕等。

如果维生素长期供给不足,会出现机体抵抗力下降,生长发育迟缓,代谢紊乱,而且会引起各种维生素缺乏症。如缺乏维生素 A,容易患骨质发育迟缓和夜盲症;缺乏 B 族维生素,容易引起舌炎、口角炎、神经炎、皮炎、贫血;缺乏维生素 C 会出现瘀点,齿龈易出血、肿胀;缺乏维生素 D,会发生钙、磷吸收障碍,引起佝偻病和骨软化症等。还有一些维生素和皮肤、毛发的营养及代谢有一定关系。因此,青少年一定要保证各种维生素的供给。

(4)矿物质——必不可少的机体营养素

矿物质又称无机盐,也是人体的重要营养素,虽然它在整个身体组织中含量很少,但是在人体中却起着重要的作用,尤其是供应充足的钙、铁、碘、镁、锌等。

为了保证青春期的骨骼肌肉健康发育,我们应该多吃含钙的食物。哪些食物含钙较多呢? 第一是乳类及其制品,这类食品是钙的最好来源,不但含钙丰富,而且容易被机体吸收;第二是贝类、蛋类、骨粉等;第三是绿叶蔬菜;第四为大豆及豆制品;第五是硬果类,如杏仁、瓜子、核桃等;第六是山楂、橘子等水果。

青春期如果体内缺铁,机体发育就会受阻,表现主要是缺铁性贫血。含铁较丰富的食物有动物肝脏、蛋黄、豆制品以及洋姜、芹菜、香菜、豌豆苗、胡萝卜、油菜等。

青春期正处于长身体的关键时期,新陈代谢旺盛,生长发育较快,对甲状腺素需求量较多,自然对碘的需要量也大。为了保证青少年的健康成长,要多吃含碘的食物,含碘较多的食物有海带、紫菜、海虾、海参、海盐等。

镁是构成细胞质、骨、牙的要素,人体内的各种酶需要镁的激活才能发挥作用,缺镁时可影响人体许多生理功能的正常进行,还会出现肌肉颤抖、手足抽搐、精神紧张;严重缺镁时,还会引起失眠和惊厥。在所有食物中,紫菜含镁量最高,每 100 克紫菜中含镁 460 毫克,居各种食物之冠。

锌是人体不可或缺的微量元素,可以促进大脑发育,维持正常食欲,增强人体免疫力,促进创伤愈合,促进性器官发育,还能促进维生素 A 的吸收,对眼睛也有益。人体正常含锌量为 2~3 克。绝大部分组织中都有极微量的锌分布,其中肝脏、肌肉和骨骼中含量较高。锌缺乏时全身各系统都会受到不良影响,如果缺乏无机盐,比如锌,会导致生长迟缓,食欲不振,睾丸萎缩,副性腺萎缩,皮肤变性,并且出现肝脾肿大。锌元素主要存在于海产品、动物内脏中,如动物肝脏、鱼等。

因此,我们青少年应该特别注意补充各种身体必需的矿物质,促进身体健康发育。

2. 青春期营养与饮食存在的主要问题

51

(1)不愿吃早餐

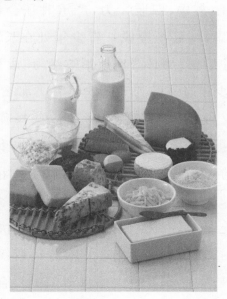

据调查资料显示,在城市大约有 75.6％的青少年不吃早餐或早餐吃得不好,在农村有 44.2％的青少年不吃早餐,极大影响了青春期少年的生长发育与健康。

早餐对青少年的健康相当重要。因为青少年每天上午都要担负较重的学习任务和进行体育锻炼,需要消耗大量的能量,而这些能量主要靠从早餐中获取。早餐的数量和质量,对青少年一天的精力都有影响。

早餐直接影响人体血糖的水平。人在一夜睡眠后,食物在胃肠中基本排空,头天晚上吃下的食物已经被消化和吸收。这时,人体内的血糖几乎已经消耗殆尽,急需及时补充。不吃早餐或早餐吃得不好的青少年,由于血糖不能及时得到补充,上头两节课时,会感到饥饿,到三四节课时就会感到疲劳、头昏、四肢无力,严重时还会出现低血糖,面色苍白、出虚汗,甚至虚脱。青少年处在长身体时期,如果长期吃不好早餐,势必严重地影响学习、成长和发育。

因此,青少年应该做到天天吃早餐。那么,应该怎样选择一份经济又健康的早餐呢? 早餐应选择种类多样的食物,通过早餐摄取的能量应该充足。早餐提供的能量应占全天总能量的 25％～30％,早餐的食物量应相当于全天食物量的 1/4～1/3。可以根据早餐中食物的种类来评价早餐的营养是否充足。谷类食物在人体内能很快转化为葡萄糖,有利于维持血糖稳定,保证大脑活动所需的能量。所以,谷类食物是早餐不可缺少的重要部分。合理的早餐食品最好应包括牛奶或豆浆,还可加上鸡蛋或豆制品或瘦肉等富含蛋白质的食物,这样可使食物在胃里停留较久,使整个上午精力充沛。

（2）挑食、偏食

随着生活水平不断提高,粮食、蔬菜和其他各种食品等的供给已经非常丰富,但有相当部分青少年日常只偏爱吃几种食物,逐渐养成挑食和偏食的饮食习惯。由于挑食和偏食,人体摄取的营养素不平衡,久而久之易导致营养缺乏,影响身体健康。

（3）常吃零食

53

现在有越来越多的青少年不好好吃饭,甚至不吃正餐,相反,整天零食不断。长期经常吃零食往往影响身体健康,具体表现在下面几个方面:

①影响食欲。人们都知道,正常的饮食习惯是一日三餐,按时定量,胃肠有节律性地工作,每到开饭时间,就有一种饥饿感,这说明胃内食物已经排空,需要补充新的食物,这时人就想吃东西。如果不断地吃零食,胃肠不断有食物进入,饥饿感消失,食欲就会减退,严重影响身体健康。

②容易引起消化系统疾病。如果一天中零食不离嘴,胃肠就要不断地工作,处于持续的紧张状态。这种非节律性的工作,使胃得不到休息,从而导致胃疲劳。胃的不正常工作,又致使胃液分泌失调,造成消化不良、胃肠功能紊乱。所以,爱吃零食的人,一般都患有胃肠疾病。

③容易患胃肠道传染病。爱吃零食的人,很多不大注意饮食卫生,有时把零食放在衣兜里,由于随时随地吃,甚至边干活边吃,就更不卫生,各种细菌、病毒都会趁机而入。

④损坏牙齿。爱吃零食的人,即使一天刷两次牙,牙齿仍常常处于不洁净状态。由于这些不洁之物经常腐蚀牙齿,致使牙质变坏。所以,爱吃零食的人,一般都患有龋齿。

(4)盲目节食

有些青少年为了追求体型完美,有意进行节食,这多见于青春期女生。尤其是伴随第二性征发育而来的逐渐成熟的体型,这会使她们产生恐惧不安、羞怯的情绪,有使自己的体型保持"苗条"的愿望。因此,她们过分关注体型,盲目节食以致体重明显降低。有少数女生为减肥甚至用催吐、吃泻药等极端方法。久而久之形成条件反射,吃饭时就恶心或一听到与吃饭有关的词就呕吐,最终导致神经性厌食症,导致营养不良;神经性厌食症还会引起身体内分泌的改变,少女乳房发育停滞,月经迟迟不来,已来月经者会出现停经、闭经、阴毛稀少等现象。就如同故事中的小琪,为了饿出"魔鬼"身材而造成的恶果。长期营养不良会造成机体电解质平衡紊乱,还会出现精神症状,如焦虑不安、抑郁、失眠、注意力不集中、易激怒、强迫性思维等。现实生活中,有很多体重正常的青春期青少年盲目进行节食减重,给青春期健康成长造成巨大的危害。

（5）青春期贫血

贫血是青少年当中最常见的一种营养缺乏病。2002年中国居民营养与健康状况调查显示,无论是城市还是农村,贫血患病率都相当高。城市青春期贫血患病率为12.7%,农村为14.4%,虽较1992年有所下降,但仍处于较高水平。贫血的症状包括皮肤苍白、头晕、眼花、耳鸣、心慌、气急,还可引起舌炎、口角炎、胃炎、指甲凹陷、皮肤干燥、头发干枯少光泽和脱发等症状。或许很多人认为贫血这种疾病离我们很远,其实不然,导致贫血的原因有很多,如女性的月经、孕妇体内胎儿对母体血液的需求、分娩的出血等都是直接原因。还有近年来由于减肥风潮导致营养失调,形成严重的贫血。

55

对于青少年来说,积极预防贫血的发生是非常有必要的,青春期由于生长迅速,铁需要量增加,特别是青春期的女生更应该注意预防,女孩月经来潮后铁丢失,更易发生贫血。即使轻度的缺铁性贫血,也会对生长发育和健康产生不良影响,造成青少年体力、身体抵抗力以及学习能力下降。为了预防贫血的发生,青少年应注意饮食多样化,注意调换食物品种,经常吃含铁丰富的食物如动物血、动物肝、瘦肉、蛋黄、黑木耳、大豆等。维生素C可以显著增加膳食中铁的消化吸收率,青少年每天的膳食均应含有新鲜的蔬菜、水果等维生素C含量丰富的食物。

健康小窍门

青春期营养与饮食的合理方案：

1. 均衡营养

56

人体需要的营养素主要有蛋白质、碳水化合物、脂肪、维生素、矿物质和水。这些营养素，有的作为人体组织的结构物质，是身体生长、发育和组织器官修复、替换的原料；有的供给维持生命、从事各种活动的能量；有的作为能源贮存起来；有的参加调节代谢；有的互相补充。但是它们又各自有其特殊的功能，不能相互代替。所以，合理的营养要求首先是食物要多样化，必须合理搭配各种食物而不能偏食；其次，营养素不能缺乏也不宜过多，同时各种营养素之间的比例应该恰当；最后，应注意营养素的供给量要略高于身体对营养素的需要量，这样即使食物在消化过程中有一定的浪费，也不至于无法满足身体之需。

2. 合理膳食

生长发育过程中，必须不断地补充多种营养素，特别是必需氨基酸、必需脂肪酸和维生素，这些营养素既不能互相代替，又不能在体内合成，而必须从食物中摄取。因此，为了满足人体的需要，就要把不同食物搭配起来吃，这就是平常说的合理膳食。

为了使青少年都能健康成长,应该有计划地加以调配膳食,尽量使饭菜多样化,应该多选用含优质蛋白质的食物以及新鲜的绿叶菜,还要多吃些含钙质丰富的食物,如海带、虾皮等,建立起适合自己的营养膳食谱。

3. 巧排三餐

俗话说"早餐要吃好,午餐要吃饱,晚餐要吃少"是有道理的。早餐要吃好,否则不仅影响上午的精力,而且影响全天的精力。因此,早餐食量应该占全天总量的 30％ 左右。午餐也很重要,应该占全天食量的 40％,并应有适当比例的含蛋白质和脂肪食物,使血糖继续维持在较高水平,以保证下午工作和学习的效率。晚餐要吃少,一般占全天的 30％。因为晚饭后人就休息了,能量消耗少,如果吃得多,剩余能量变成脂肪,使人发胖,并且容易得糖尿病、高血压、冠心病等。当然,对于晚上加班加点学习或熬夜的青少年,不仅晚餐要吃好,还应该适量吃点夜餐,否则能量入不敷出,影响健康。

4. 四季平衡

一年四季,春夏秋冬,气温、降雨等气象条件变化很大,供给人们的食物也在变换,夏季蔬菜水果多而冬季少。由于食物品种的变化,也会给身体带来一定的影响。为了保证身体健康,就必须随季节变化合理安排膳食,以供应充足的营养素,满足身体的需要,也就是平常说的四季膳食平衡。

春天应该多吃些新鲜蔬菜。夏季以素为主,多吃植物蛋白质,多吃些生的蔬菜和凉拌菜、咸蛋类。秋季可供食用的食物种类繁多,更要注意合理搭配。冬季寒冷,可多吃些动物脂肪类食品,注意要补充一些维生素。

下面,给大家提供一份经济简单的食谱,大家可以根据里面提到的食物自行选择。

附:青春期食谱举例(表 3-1、表 3-2)

58

表 3-1　一年四季一日食谱

早餐	中餐	晚餐
春:小豆粥、馒头、酱豆腐	丝糕、黄花鱼、清菜汤	米饭、什锦豆腐、炒白菜
夏:豆浆、大饼、油条	麻酱面、炒鸡蛋、黄瓜汤	绿豆粥、花卷、糖拌西红柿、肉丝炒蒜苗
秋:小米粥、枣卷、五香黄豆	米饭、红烧肉、茄子、泡菜、冬瓜汤	玉米面粥、千层饼、炒青椒、咸菜
冬:山芋粥、馒头、咸菜	猪肉、白菜、包子、玉米面、粥	米饭、白肉砂锅(肉片、冻豆腐、胡萝卜、大白菜、粉条)

表 3-2　一周食谱举例

	早餐	中餐	晚餐
星期一	豆腐脑、花卷	炒面、紫菜汤	小豆粥、烫面饺、凉拌菠菜

星期二	馄饨、烧饼	馒头、炒合菜（肉丝、豆芽菜等）	炒米饭、骨头汤
星期三	玉米面粥、枣卷、五香花生米	千层饼、绿豆粥、冬菇烧油菜、素火腿	小米粥、肉龙（面、肉、大葱）、椒油拌芹菜
星期四	江米小枣粥、麻酱花卷、咸菜	什锦炒饭、奶油菜叶汤	芸豆、高粱米粥、肉包子、清拌绿豆芽菜
星期五	鸡蛋挂面汤、豆沙包	打卤面、菜码	红小豆粥、银丝卷
星期六	豆浆、油条	米饭、烧牛肉西红柿、土豆、酸辣汤	丝糕、酥点、小葱拌豆腐
星期日	牛奶、面包、果酱	绿豆粥、锅贴、凉拌萝卜丝	米饭、奶油扒菜花、豌豆鸡蛋汤

59

二、生命在于运动——适度运动的需要

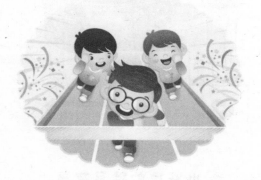

　　在青春发育阶段,采用科学的锻炼方法,合理安排运动时间和运动量,可以促进身体形态与功能的生长发育,增强体质,提高健康水平;相反,如果错过青春期身体锻炼的黄

金时期,将会影响、阻碍和制约身体的生长发育,削弱各器官系统的活动能力。

青春岁月

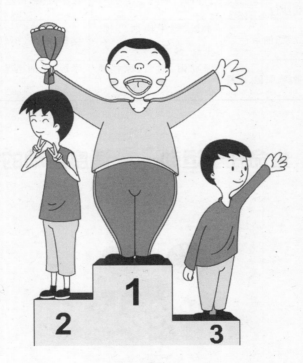

小胖墩的健身故事

初中三年级的杨齐同学,初一时成绩是年级倒数几名,到初三时已经加入优秀生行列,还获得体育优等生的称号。大家都很惊奇,他为什么能有这样的转变呢?在他入学的时候身体状况极差,经常感冒生病,由于他不爱运动,家里父母又很娇惯他,不仅身体不好,还是个超重、中等肥胖的学生,因此,在学校经常被同学耻笑,学习成绩也受到了影响,他很沮丧,也很不甘心。为了摆脱这种状况,在学校老师的鼓励下,他跟着学校田径队一起跑步锻炼,在家里,他又要爸妈督促他每天早晨或者晚上跑步锻炼。日复一日,从不间断。经过长期刻苦训练,他逐渐地从胖墩的行列中跳了出来,身材匀称,比以前长高了好多,并且也很少生病了,还在校运动会、环湖越野赛中获得较好名次,不仅如此,学习成绩也得到明显提高,老师和同学们都对他刮目相看。

61

青春心结

　　现在生活条件好了,各种食物供给都能满足青少年生长发育的基本需要,按理说,身体应该越来越强壮,但为什么身体不好的却越来越多?很多青少年都不愿意运动,成了宅男宅女,殊不知身体却慢慢地敲响了警钟。

青春解码

1. 青春期运动的好处

"生命在于运动。"科学的体育锻炼,包括参加与年龄相称的劳动,都有益于人体健康,而青春期更是锻炼身体的最佳时期,而且锻炼身体对青春期青少年来说益处多多。

(1)锻炼可以促进身体的生长发育

衡量青春期生长发育的好坏有两个最基本的指标:一个是身高,另一个是体重。有资料表明,经常进行体育锻炼的青少年比不参加体育活动的青少年的身高平均高 4～9 厘米,体重平均重 4～9 公斤,胸围平均长 2～5 厘米。也就是说,经常参加体育锻炼者的生长发育水平明显高于不经常锻炼者。这是因为身材的高矮主要取决于脊椎骨和下肢骨的长短,而下肢骨骼的增长速度较快,但增长的时间较短;脊椎骨的增长速度远不及下肢骨,但其增长时间却较长。一般来说,身高的增长在十七八岁以前靠下半身,在十七八岁以后就全靠上半身了。在骨骼增长期,如能积极进行体育锻炼,可对骨骼的生长产生良好的刺激。此外,运动时血液循环加快,养料供应充分,也会促进骨骼的快速生长,使骨骼增粗,增加其牢固性。体重的增加在很大程度上取决于肌肉的增长,而锻炼可以使青少年的肌肉发达、身体强壮。

（2）锻炼可以提高身体的"储备力"，增强青少年的体质

一个人无论做什么，身体内总要消耗能量和氧，而且一个人的肺活量越大，其消耗的能量和氧就越多，就越需要不断地通过血液循环来补充养料。血液循环的中心是心脏，当一个人进行剧烈运动的时候，它能不能完成养料补充这一额外任务要看它有没有这个潜力——医学上把这个潜力叫做"储备力"。

正常人的心脏都有一定的储备力，但储备力的大小却因人而异。经常进行体育锻炼的人，心肌纤维粗而有力，心脏的储备力也强。一个优秀的运动员在进行剧烈体育比赛时心脏每分钟的排血量能比平时高出 8～10 倍。同样的道理，我们的肺部也存在储备力的问题，一个坚持进行体育锻炼的人进行剧烈运动时每分钟的呼吸量较平时可增加 10 倍，甚至更多。另外，人在运动时肌肉收缩，它所消耗的能量物质一部分来自肌肉本身，另一部分则来自人体的"仓库"——肝脏，而肝脏内所储存的能量物质又有赖于消化系统不断地从外界摄取吸收。当人们运动时，人体内产生的废弃物增多，排泄系统就会加倍地努力工作，以保证人体内部环境的清洁；神经系统、内分泌系统此时也都会被调动起来，配合大脑，共同对全身进行指挥和调节。由此可以看出，适当的锻炼对全身各个器官、系统都是有益的。在青春

63

期,人的内脏器官正在逐步发育,可塑性最强,此时进行科学的锻炼可以收到事半功倍的效果。

(3)锻炼能增强机体的抵抗力,培养人的反应力和灵敏性

进入青春期以后,青少年的抗病能力虽然已较儿童期有了很大的提高,但是由于青少年的机体还没有完全发育成熟、防御系统还不完善,其抗病能力较之成年人仍然要低。体育锻炼能增加青少年的机体对外界环境的适应能力,促进其防御机制的完善,大大提高其抗病能力。此外,人的动作是否灵活准确、反应速度的快慢都取决于脑、神经以及运动器官协调能力的好坏,而运动可以增强这种协调性,使青少年变得心灵手巧。

64

(4)锻炼能使青少年的体形健美,磨炼青少年的意志和毅力

当今世界被绝大多数人所接受的形体美的标准是健美,也就是身材适中、肢体匀称、肌肉发达、五官端正、肤美发好、内脏器官功能正常、神经系统反应迅速准确、关节活动灵敏和柔韧有力。而这一切往往都需要通过持之以恒的锻炼来获得。有的青少年贪睡,早晨不愿起床;有的青少年怕冷,冬天不愿出门;有的青少年锻炼了几天后便全身酸痛,不愿再动……能不能克服这些困难进而坚持锻炼,是对青少年意志和毅力的考验。

　　所以说,青少年如果想拥有健康的身体、健美的身材,就必须坚持进行体育锻炼。

2.运动与体力劳动的关系

(1)运动与体力劳动的联系

　　①运动起源于体力劳动。体育起源于人类生存和发展的需要。原始人类为了自身生存,他们要为寻找食物而攀山涉水、为捕杀猎物而掷石投棍、为追捕野兽而奔跑越沟、为逃避自然灾害而长途跋涉,因而在适应自然界的生存搏斗中,人类发展了走、跑、跳、投、攀登、支撑、悬垂爬越、涉水等基本身体活动技能,为体育运动的产生奠定了基础。

65

　　②适当的劳动和运动对身体健康的好处。体育运动和体力劳动都是身体的活动,适当的劳动和运动对身体健康是有很大好处的。适当的劳动和运动可使人体分泌一些有益于身体健康的激素,有利于人体健康长寿。

　　③劳动和运动与寿命的关系。如果不从事适当的劳动和运动,则人体系统衰老会越来越快,人的寿命就会缩短;如果经常从事适当的劳动和运动,则人体系统会延缓衰老,人的寿命可以延长。这是因为适当的劳动和运动以后,人的心脏跳动加快、肺活量增加、肠胃蠕动也加快,同时可以促进体内血液循环,改善多种组织器官的功能,增强抗病能力,加速代谢产物的排泄。但剧烈的、长期大运动量和超负荷劳动,会导致

人体各器官、组织和细胞被破坏，当人体各种营养素供给不足时，会加速对人体各器官、组织和细胞的破坏，甚至造成严重的疾病。

（2）运动与体力劳动的区别

有些农村青少年从小就要参加劳动，协助父母干一些农活，他们认为体力劳动可以代替体育活动，这种认识是不全面的，带有很大的局限性和片面性。劳动是一种身体活动，对增强体力虽有一定的效果，特别是体力劳动，是可以起到锻炼身体的作用的。但是，劳动和体育活动终究是两回事。

首先，体育锻炼是人体全方位的活动，人们可以根据自身不足和缺陷有针对性地进行体育运动，从而增强心、肺等全身各器官功能。而劳动的直接目的是创造物质财富。

其次，长期坚持体育活动可以使人的中枢神经系统、运动系统、消化系统、呼吸系统等内脏器官产生潜移默化的良性刺激和影响，从根本上增强体质，改善和提高健康水平。而体力劳动有其工作性质的局限性，劳动时间长，表现形式单一重复，而且大都是限于身体局部的反复活动，对身体的影响只能局限在某些部位，长年累月单一重复的劳动很可能造成职业性的缺陷或疾病。因此，千万不要以为自己是体力劳动者就可以忽视参加体育和健身活动。

健康小窍门

1. 青春期运动的原则

青春期多参加运动是好事,但也要遵循一定的原则,避免盲目运动。

(1)针对性原则

青春期进行体育锻炼时,要根据咱们个体的年龄、性别、健康情况、运动水平而定,在锻炼项目上,不能强求相同;在运动量及方法上,也不能强求一致;还要注意男女体质的差异和生理特点的不同。特别是女同学在月经期适当参加体育锻炼,有利于促进新陈代谢,可改善盆腔血液循环,减轻身体的不适感,但运动量不宜过大、时间不宜过长。

对于青少年来说,应该加强对骨骼与四肢肌力的锻炼,使骨骼和四肢肌力得到充分发展,加速骨骼的骨化进程,促进身材的增高和体质的增强。同时,还应该加强胸、腰、腹部肌肉的锻炼,适应脊椎的增长速度。在青春期应进行耐力锻炼,运动负荷应适量,并且要注意保持正确的身体姿势,重视呼吸系统的锻炼,以发展心脏容积和心肺功能。

(2)自觉积极性原则

青少年进行体育锻炼必须有明确的锻炼目的,确信"生命在于运动"的科学道理,自觉积极地进行体育锻炼。体育锻炼是一个自我锻炼、自我完善,并总是伴随着克服自身的惰性、战胜各种困难的过程。同时,还要有一定的作息制度作保证,只有把体育锻炼当做生活中不可缺少的一部分时,才能获得愉悦的情感体验。

体育运动是人类生活中必不可少的一个组成部分,确立明确的锻炼目的,把体育锻炼当做学习、生活的自觉需要,培养对某项体育活动的兴趣,激发锻炼的主动性和自觉性,从而调动锻炼的积极性,使身心统一,进而达到健身的目的。

(3)循序渐进的原则

体育锻炼不能采取"暴饮暴食"的方式。应该从不同的主客观实际出发,安排适宜的运动负荷,在渐进的基础上提高锻炼水平。根据青少年自身的实际情况,按其自然发展和机体适应性规律逐步积累和增强运动负荷的大小,量力而行,不要急于求成,要逐步提高。开始的时候要有一个准备适应过程,并且强度宜小、时间宜短、密度不要过大。锻炼结束后,应做好放松整理活动。如果缺乏一定体育锻炼基础或中断锻炼过久的人,不应马上参加紧张激烈的体育比赛。

(4)持之以恒的原则

运动贵在持之以恒,养成良好的锻炼习惯。如果"三天打鱼,两天晒网",间断进行,当上一次的作用痕迹消失时,下一次作用的积累就小。长时间停止锻炼,如果各器官系统的机能和动作技能形成的条件反射就会慢慢减退。因此,体育锻炼既不能设想在短时间内一举取得显著成效,更不能寄希望于一劳永逸之功。

在日常生活中应该不断强化体育意识,把体育锻炼列为日常生活内容,每天保证一定的体育锻炼时间,确定一个通过定期努力能够实现的体育锻炼目标(不宜太高),制订一个切实可行的锻炼计划。把坚持经常性体育锻炼作为培养毅力、锻炼意志、陶冶情操的手段和过程,排除各种因素的干扰。

69

(5)全面发展的原则

青少年容易以个人兴趣为主而产生偏废,因此体育锻炼必须追求身心全面协调发展,使身体形态、机能、各种身体素质以及心理素质等诸方面得到全面和谐的发展。多样的锻炼,全身的活动,有助于青少年身体机能的全面提高。当条件只能进行一种锻炼项目时,选择的项目要能使较多的器官或部位得到锻炼。在全面锻炼的基础上,有目的、有意识地加强专业实用性体育锻炼,以便对整体机能产生全面影响。

(6)安全性原则

锻炼必须以安全为前提。身体从安静状态进入剧烈运动状态需要一个逐步增加运动量的过程。锻炼前做准备活动,是为肢体剧烈运动作充分准备,同时也使肌肉、韧带的弹性和柔韧性提高,避免运动损伤的发生。锻炼的时候要全身心投入,不要开玩笑,稍不留神就可能出现运动损伤。因此,在进行体育锻炼的同时,要考虑到环境的安全可靠程度,防止意外事故的发生。

2. 青春期运动的建议

(1)运动要适度

适度运动可以增进发育,起到强身健体的作用,但如果运动量超过自身生理条件所能承受的范围时,不仅起不到强身健体的效果,反而会对身体健康造成伤害。因此,我们要选择好运动方式,做到适度运动,达到增进身心健康的目的。

现在我们越来越推崇的是有氧运动。当运动健身时,会需要更多的氧气,肺部吸入更多的氧气,再由心脏、血管输送到身体的各部分,特别是正在运动中的肌肉中去。经常进行有氧运动,可以使身体利用氧气的能力增强,心脏会更健康,身心素质也更好。常见的有氧运动有步行(散步、快走)、慢跑、打球、游泳、爬山、骑自行车、做健康操等。

(2)积极参与家务劳动

除了进行必要的运动外,还鼓励青春期青少年参与家务劳动。家务劳动有利于培养责任感,有利于培养热爱劳动、珍惜劳动成果的好品德,有利于锻炼意志和毅力,有利于养成勤劳的作风和培养劳动技能,有利于增强智力,有利于促进身体健康,有利于培养独立生活能力,有利于培养交往能力,有利于调节家庭气氛,协调家庭关系。

三、睡出健康来——充足睡眠的需要

　　睡眠是生命的基本需要,是人赖以生存的基本生活方式,是保持健康的基础。科学研究表明,人在睡眠时,青春期生长激素的分泌量会增加 3～4 倍。如果在青春期长期没有充足的睡眠,就会严重影响到生长发育,导致对未来身心健康不可预计的严重后果的发生。

　　如果说营养是生长发育的基础,那么,生长发育的保证就是睡眠。

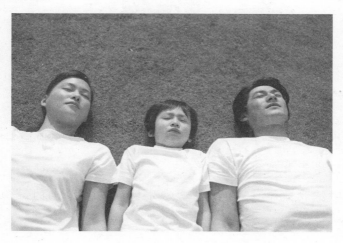

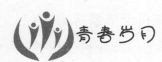青春岁月

小婧"临时抱佛脚"

小婧:"啊,又是一双熊猫眼!昨天背诵政治你熬到几点啊?"

宇:"我两点。昨晚还比较早。"

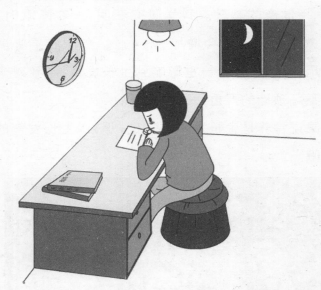

小婧:"这么早啊?我四点才睡,不敢睡,就怕睡一觉起来就把原来背的都忘了。"

宇:"我熬不住,喝了包咖啡才勉强撑到两点的。"

青春心结

这样的对话在青少年的群体中基本天天都发生,青春期孩子精力比较充沛,而且很多时候白天喜欢去玩耍,晚上才抓紧看书,一到考试就喜欢"临时抱佛脚"熬通宵。很多同学会以为熬几个通宵没什么,后面多睡几个懒觉就会补回来的。

可是,熬夜真的能补回来吗? 你知道充足的睡眠对生长发育有多重要吗?

73

青春解码

人每天都必须睡觉,人的生命中有三分之一的时间都是在睡眠中度过的,睡眠是人的生理需要,对于人类的健康有着举足轻重的作用。

1. 什么是睡眠?

睡眠是一种强制性的体力积聚的过程,睡眠是大脑的产物,是地球节律(同时也是太阳节律、宇宙节律)通过人的大脑所进行的一种重要的、积极的生理活动,其过程与人的心理、生理及自然环境、人际关系等诸多因素密切相关,总的来说,睡眠对个人和社会所起的作用是非常积极的。

2.睡眠对人体的作用

睡眠的作用概括起来大体上有以下几个方面：

（1）消除疲劳，恢复体力

睡眠是消除身体疲劳的主要方式。睡眠不足者，很容易感到疲乏、无力、体力不支，而睡眠充足者，精力充沛。

（2）保护大脑，恢复脑力

睡眠不足者，表现为烦躁、激动或精神萎靡。注意力涣散，记忆力减退等，而睡眠充足者，思维敏捷，办事效率高。

74

（3）增强免疫力，康复机体

人体在正常情况下，能对侵入的各种抗原物质产生抗体，并通过免疫反应而将其清除，保护人体健康。睡眠能增强机体产生抗体的能力，从而增强机体的抵抗力。

（4）促进发育，加快生长

睡眠与生长发育密切相关。婴幼儿在出生后相当长的时间内，大脑继续发育，这个过程离不开睡眠。

（5）巩固记忆，提高智力

青春期记忆和智力都处于发展上升阶段，深沉的睡眠有助于促进学习记忆活动和智力的提高。

（6）延缓衰老，延长寿命

近年来，许多调查研究资料均表明，健康长寿的老年人均有一个良好而正常的睡眠。

（7）维护心理，稳定心态

睡眠对于保护人的心理健康与维护人的正常心理活动是很重要的。因为短时间的睡眠不佳，就会出现注意力涣散，而长时间者很容易出现焦虑、抑郁等情绪，甚至发展成抑郁症、焦虑症。

（8）美容皮肤，保持活力

睡眠过程中皮肤毛细血管循环增多，其分泌和清除过程加强，加快了皮肤的增生，睡眠好的人看起来容光焕发，皮肤滋润、有弹性。

75

3. 睡眠对于青春期生长发育非常重要

青春期是人体迅速生长发育的关键时期，也是继婴儿期后，人生第二个生长发育高峰。处于青春期的青少年的身体、大脑正处于生长发育阶段，而生长激素的分泌在睡眠状态最为旺盛，因此，睡眠与生长发育关系密切。

（1）睡眠可以促进生长发育，特别是生长

青春期生长迅速是由生长激素所决定的。生长激素能促进蛋白质的合成，增加细胞体积和数量，促进人体的生长，尤其能促进长骨的软骨组织生长，加速骨生长，使人长高。生长激素是由脑垂体分泌的，而生长激素的分泌与人体的睡眠密切相关。

科学研究发现,青少年在从事体力劳动和剧烈运动之后,睡眠时生长激素的分泌提早且分泌量增加。另外,儿童睡眠时生长激素分泌加剧,青春期增加更多,青春期生长激素的分泌量比青春前期多 75 倍。若此时期睡得太晚或睡眠不足都会影响身体的生长。因此,青春期保证睡眠,坚持体育锻炼,对身体长高是十分重要的。

(2)青春期睡眠充足可以提高智力

一个人工作效率的高低,对事物接受与反应的敏捷度,以及记忆能力、思维能力等,均与他的睡眠好坏有十分密切的关系。睡眠能促进记忆。因为睡眠时遗忘减慢,同时大脑皮层内蛋白质合成加快(主要发生于快波睡眠过程中),使短时记忆容易转化为长时记忆,有利于青少年智力的提高。

(3)睡眠有助于消除疲劳,提高机体的抵抗力

虽然青春期脑和神经系统的发育已基本成熟,但由于体内垂体、甲状腺、肾上腺分泌的激素,加强了脑和神经系统的兴奋性,因而处于青春期的少年情绪不稳定,易激动,也易疲劳。适时和充足的睡眠则有利于疲劳的恢复,保护脑和神经系统,使之正常发育。同时,充足适时的睡眠既可预防疾病的发生,也能在已患病时促使病情减轻或好转。实验表明,人在疲劳状态下比睡眠充足的不疲劳状态更易染上疾病。可见睡眠对于预防疾病的发生有着十分重要的意义。

健康小窍门

1. 选择正确的睡眠姿势与时间

睡眠的姿势会影响人睡眠的质量和健康,所以要保持合理的睡眠姿势。一般以右侧卧位、身体轻微弯曲为最佳的姿势,这样可以让全身肌肉松弛、血液流动增多、呼吸畅通。左侧卧位因为压着心脏对血液循环不太好。仰卧时舌根部往后坠缩,影响呼吸,容易发出鼾声。睡觉的时候,尽量避免将双手放在胸前,压迫心肺,阻碍呼吸。俯卧会压迫胸腹,容易导致呼吸困难。

77

其实,也不必过分计较自己的睡眠姿势,因为一夜中,人体翻转次数较多,人是不可能保持一个睡姿到天明的,绝大多数的人还是在变换着姿势睡觉,这样更有利于解乏和恢复体力。

另外,关于睡眠时间,处于青春期的青少年必须保证8小时左右的睡眠时间,才能达到健康要求,而且中午尽可能睡30～60分钟的午觉,从而保证下午和晚上有良好的精神状态。

2.保持良好的睡眠习惯

养成定时上床和定时起床的良好习惯,有助于建立自己的生物节律,也可使自己的生活正常有序。睡前要刷牙、洗脚。因为晚上临睡前刷牙,不仅可以清除口腔积物,保护牙齿,同时由于口腔清爽,对安稳入睡也有帮助。用热水泡脚 10～20 分钟,消除疲劳,促进入睡。

3.避免不良的睡眠习惯

青少年应尽量避免以下一些不良的睡眠习惯与方式:

①睡前吸烟:尼古丁比咖啡因更刺激,重度吸烟者难眠、易醒。

②开着灯睡觉:开灯睡觉时灯光会扰乱人体的自然平衡,而使体温、脉搏和血压变得不协调。

③睡前紧张:紧张可以使人深度睡眠的时间缩短,梦被中断。

④睡前生气:不同的情绪变化,对人体有不同的影响,睡前生气发怒,会使人心跳加快,呼吸急促,思绪万千,难以入睡。

⑤睡前饱餐:睡前吃得过饱,胃肠要加紧消化,装满食物的胃会不断刺激大脑,大脑有兴奋点,人便不会安然入睡。

⑥睡前饮茶:茶中含有咖啡因等物质,这些物质会刺激

中枢神经兴奋,若睡前喝茶,特别是浓茶,中枢神经会更加兴奋,使人不易入睡。

⑦睡前剧烈运动:睡前剧烈活动,会使大脑控制肌肉活动的神经细胞呈现极强烈的兴奋,这种兴奋在短时间里不会安静下来,人便不能很快入睡。所以,睡前应当尽量保持身体平静,不妨做些轻微活动,如散步等。

⑧枕头过高:从生理角度上讲,枕头以 8～12 厘米为宜。太低,容易造成"落枕",或因流入头脑的血液过多,造成次日头脑发胀、眼皮浮肿;过高,会影响呼吸道畅通,易打呼噜,而且长期高枕,易导致颈部不适或驼背。

⑨枕着手睡:睡时两手枕于头下,除影响血液循环、引起上肢麻木酸痛外,还易引起"反流性食道炎",影响身体健康。

⑩被子蒙头:蒙面睡觉可引起呼吸困难;同时,吸入自己呼出的二氧化碳,对身体健康极为不利。

⑪坐着睡:坐着睡可以使心率减慢,血管扩张,流到各脏器的血液也就少了,最后导致头晕、耳鸣的出现。

⑫睡觉时不要带着这几样东西:

手表。戴着手表睡觉,不仅会缩短手表的使用寿命,更不利于健康。因为手表(特别是夜光表)有镭辐射,量虽极微,但长时间的积累可导致不良后果。

假牙。戴着假牙睡觉,如若不慎,往往睡梦中将假牙吞入食道。另外,假牙的铁钩可能会刺破食道旁的主动脉弓,引起大出血甚至危及生命。而且,带着假牙睡觉也影响睡眠质量。

胸罩。带胸罩睡觉会影响发育,影响血液流通,也容易导致乳腺癌。一般说来,女性戴胸罩的时间一天最好不要超过 8 小时。

眼镜。一般的框架眼镜大家都会摘下来,但是有些戴隐形眼镜的人可能懒得摘下来就戴着睡觉,这样做对眼睛很不利。眼球是需要呼吸的,睡觉时若不把隐形镜片摘下来会使角膜缺氧,如果引起厌氧细菌,从而引发炎症,那后果更严重。

脸妆。残妆会堵塞你的肌肤毛孔,造成汗液分泌障碍,妨碍细胞呼吸,长时间下去还会诱发粉刺,损伤容颜。

手机。各种电子设备,如彩电、冰箱、手机等在使用和操作过程中,都有大量不同波长和频率的电磁波释放出来,形成一种电子雾,长期感染,会影响人的神经系统,导致生理功能的紊乱。

四、给大脑充"电"——保护大脑的需要

大脑是人体的"最高司令官",我们的行为、语言、判断、感觉、思考统统由它指挥,如何让我们变得更加聪明? 脑力

开发至关重要。保护大脑、开发智力是我们每个人都应重视的问题,尤其是青少年儿童,合理正确地使用大脑,不仅能大大提高学习效率,减少学业负担,更有利于身心健康的全面发展。

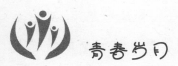青春岁月

81

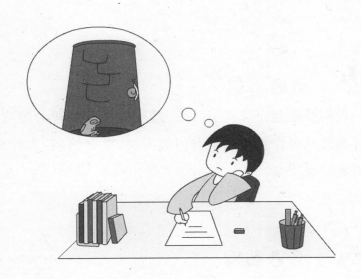

智力题开发大脑——青蛙与蜗牛

有一天,蜗牛在田地里爬行,一不小心掉到一口井里,这时一只青蛙正在井底,它告诉蜗牛,看来你也别想出去

啊。蜗牛不服气,就开始往上爬,井深共 10 米,它用了一天的时间向上爬了 5 米,很高兴,当它休息一夜,一觉醒来,发现那只青蛙正在离它不远处打呼噜,原来它向上爬了 5 米又掉下来 4 米。

请问:"蜗牛要想爬上岸,需要几天时间?"

课堂里,老师通过一道智力题——青蛙和蜗牛,引出主题,展开讨论,主要的目的是让学生掌握有关大脑的保护与开发运用的方法。

青春心结

我们经常会在课堂上,做一些智力题或是智力游戏,但题目和游戏内容常常跟学习内容无关,常常纳闷:为什么老师叫我们做这些?

青春解码

1. 大脑是支"潜力股"

众所周知,我们的大脑分为两部分——左脑和右脑。左脑与右半身的神经系统相连,掌管语言功能、数学运算、逻辑思维、分析判断,擅长理性思考,称为"知性脑";右脑与左半身的神经系统相连,掌管图像感觉、音乐韵律、创造性思维、空间想象,擅长情绪处理,称为"艺术脑"。

(1)开发另一半脑子

意大利的达·芬奇是"左撇子",卓别林也是"左撇子",著名棒球手、击剑运动员与乒乓球手几乎有一半是"左撇子",这个现象与智力有关系吗? 人类的左脑半球支配右侧人体大部分活动,并与语言功能有关,侧重于人类的理性认识,与形成抽象思维关系较大。"右利手"者对左脑半球的开发有利。人类的右脑半球支配左侧人体大部分活动,与语言功能无关,侧重于人类的感性认识,与形成形象思维关系较大。"左利手"者对右脑半球的开发有利。根据"右利手"或"左利手"的习惯,每个人都可以设法开发另一半脑子,即"右利手"多用左手,"左利手"多用右手。这种用手与健脑的关系已获科学证明。

83

(2)培养创造性思维

凡是有创见的思维活动都叫创造性思维,它有以下 3 个特点:

①求异性。也就是要与众不同。以前人们都认为太阳围绕地球转,哥白尼却认为地球围绕太阳转。培养创造性思维中的求异性,就是要敢于标新立异、独辟蹊径。

②发散性。就是从一点出发,思维的辐射面很广,例如,让人列举圆的东西有哪些? 一般人往往想到球、盘、碗。

创造性思维强者,还可能想到车轮、细胞、太阳、原子、电子等更多东西。

③变通性。也就是思考时敢于违背常规,摆脱固有的思维模式,更灵活地解决问题。某人买鸡蛋忘带提兜,手里只有一把伞,他把伞打开倒提着装鸡蛋,即是变通性的表现。

(3)抓住灵感的瞬间

古希腊科学家阿基米德在一次洗澡时受水浮力的启发,创立了阿基米德定律;俄国门捷列夫在睡梦中得到元素周期变化规律,发明了"元素周期表";还有牛顿受到苹果落地的启示,发现了万有引力定律,这都是抓住灵感瞬间的例子。灵感稍纵即逝,许多科学家都随身带着笔记,一旦灵感产生随即记下。物理学家安培一次在街头散步,突然脑中对某一问题灵感一闪,就用粉笔在一辆马车上计算起来,马车启动了,他跑步追赶马车继续运算,最终找到了答案。无数事实已经证明,学会捕捉灵感,有助于促进创造性思维的培养。

(4)讲究学习方法

学习是开发智力的源泉,有一种"穿插式"学习方法值得推荐。已知造成遗忘的原因是由于受其他刺激的干扰,使记忆印痕产生抑制的结果。"穿插式"学习即是学习某内容1~2小时后,先休息一会,再学习另一内容的东西,这样比"单打一"的学习方法效果要好。

84

（5）利用性别的优势

男性智力的优势：视觉能力强，空间知觉占优势，偏向于抽象逻辑思维，想象上偏重物与物的关系，倾向于逻辑性，理解记忆与抽象记忆能力强，思维创造性方面占优势。

女性智力的优势：听觉敏锐度好，获取语言能力占优势，偏向于形象思维，想象上偏重人与人的关系，倾向于形象性，机械记忆与形象记忆能力强。

了解这种性别上的智力特点，提示男性智力上要发挥逻辑思维强的特点，要弥补形象思维的不足；女性智力上要发挥形象思维强的特点，要弥补逻辑思维的不足。

85

（6）培养记忆力

开发智力离不开记忆能力的开拓。培根说："一切知识，只不过是记忆。"心理学家认为，每个人都有较好的记忆力，但善于利用它的人却不是很多。记忆时只要聚精会神、专心致志，排除杂念和外界干扰，大脑皮层就会留下深刻的记忆痕迹而不容易遗忘。对于学习材料、知识对象要感兴趣，如果索然无味，即使花再多时间，也难以记住。理解记忆也不失为一种好方法。如果能做到理解和背诵相结合，记忆效果会更好。而对刚学过的知识，趁热打铁，及时温习巩固，不断进行尝试回忆，可使记忆中错误得到纠正，遗漏得到弥补，使学习内容中的难点记得更牢。闲暇时经常回忆过去识记的对象，也能避免遗忘。还可以利用语言功能和视、听觉器官的功能，来强化记忆，提高记忆效率。还有很重要的是，我们要利用好一天的记忆黄金时间段，一般来说，上午 9～11 时，下午 3～4 时，晚上 7～10 时，为最佳记忆时间。利用上述时间记忆难记的学习材料，效果较好。

如果再加上科学的记忆方法，对我们培养记忆力起着事半功倍的效果，贝尔纳说过："良好的方法能使我们更好地发挥运用天赋的才能，而拙劣的方法可能阻挡才能的发挥。"掌握了科学的记忆方法，能够帮助自己以最少的时间和最少的精力，以最快的速度达到学习的目的。记忆的方法很多，如联想记忆法、比较记忆法、尝试记忆法、轮换记忆法、表格记忆法、提问记忆法、口诀记忆法等等。每种方法都有其独特的作用，同时也有一定的局限性。同学们要选择好适合自己的方法，多种方法综合运用，定会增强记忆力。在保证营养、积极休息、进行体育锻炼等保养大脑的基础上，科学用脑，防止过度疲劳，保持积极乐观的情绪，能大大提高大脑的工作效率，这是提高记忆力的关键。

思维智力的开发、发展是多方面的，更多的还需要家长的积极参与和配合。例如，多与孩子交谈，家长同孩子交谈可随时随地进行，走到哪说到哪，看到什么说什么，还要启发孩子去说去表达，以提高孩子的语言表达能力。利用图书开发智力，很多家长在给孩子购买图书后，往往是孩子拿来一本,家长就让孩子读一本,读过之后便放到一边,然后再读下一本,只注重读的过程,全然没有注意孩子的阅读兴趣,这种做法不能很好地达到开发智力的目的,家长最好跟孩子一起读书,跟孩子一起讨论书中的内容,以培养孩子的分析思考能力、语言表达能力。家长带孩子外出购物时,家长不要只从自己的角度出发,应该注意身边的孩子,引导孩子去观察、去思考。

总之,思维智力的开发发展是一项长期而艰巨的任务,它隐藏在生活和学习的点点滴滴之中,需要青少年和家长共同努力,为美好的明天打下坚实的基础。

2. 保护大脑——科学用脑很重要

学习是一种紧张的脑力劳动,学习时间过长会使大脑疲劳,功能降低,学习效率不高。大脑疲劳了,应该有充分的休息,以利于功能的恢复,提高工作效率。积极的休息是用一种活动替换另一种活动。例如,学习之后,进行下棋、唱歌或进行体育运动(如早操、课间操等)和体力劳动,都可以使大脑皮层各部分得到交替活动和休息。此外,睡眠几乎对整个大脑皮层和某些皮层以下的中枢有保护性抑制的作用,经过睡眠可以使脑的功能得到最大限度的恢复。合理安排作息制度,就是把学习、工作、体育运动、休息和睡眠等的时间作合理的安排。严格遵守作息制度,实行一段时间以后,就容易形成以时间为信号的条件反射,养成有规律的生活习惯。这样,学习时集中精力学习,工作时集中精力工作,睡眠时也容易入睡。生活有规律,对学习、工作和保护神经系统以及整个身心健康都很有益处。

健康小窍门

1. 青春期如何"用脑"?

①善于用脑

注意劳逸结合,动静交替,还要变换脑力活动的内容(如复习功课时,可以文理学科交替复习)。此外,要在课后及时复习,强化所学知识在大脑皮层中的作用,这比过一段时间以后再复习效果要好。

②勤于用脑

注意遇事多想多问,先想后问,这样能使神经系统充分发挥作用,使人的思维更敏捷,记忆更深刻。此外,还要多参加课外活动,多接触大自然和社会,以开阔眼界,增长智慧。

③保证大脑的合理营养

④保持乐观的情绪

此外,不抽烟,不酗酒,防止各种有害的因素对大脑的损害,平时生活有规律、适当参加体育锻炼和文娱活动等,对保护和加强大脑功能也很有好处。适量而充足的睡眠,一般来说,每天要保证 7～8 小时的睡眠时间,以精神和体力的恢复为标准。

2. 青春期如何补脑?

青春期的学习任务重,应供给大脑充足的营养,保证脑的健康,所以要特别注意经常吃些健脑食品。哪些食品对脑的健康有益呢? 脑的主要成分是蛋白质、卵磷脂、维生素 B_1 和烟酸等。 因此,应该多补充和脑成分有关的营养素,才能健脑。具有健脑作用的食品比较多,平时较常见的有以下几种:

89

第一是蛋类。蛋类含有大量的蛋白质、卵磷脂、钙、磷、铁、维生素 A、维生素 B_2、维生素 D 等,这些是大脑新陈代谢不可缺少的物质。

第二是动物内脏。主要指动物肝脏和肾脏,这两种物质都含有较丰富的铁。铁供给充足,脑的氧代谢功能就强,脑得到充足的氧供应,使人的头脑清醒,记忆性强。

第三是核桃、葵花子、花生。这些食品含有较多的优质蛋白质和脂肪。脂肪中多含不饱和脂肪酸,不饱和脂肪酸也是构成大脑的重要物质。

第四是黄花菜、大蒜。黄花菜含有丰富的蛋白质、脂肪、钙、磷、维生素 B_1 等,它具有安神的功能,被称为健脑菜。大蒜在健脑作用上有特殊的功能,它可以和维生素 B_1 生成一种叫蒜胺的物质,这种物质可以促进脑细胞糖代谢,增强脑的功能,从而使人精神振奋,记忆力增强,提高工作效率。

第五是小米。小米含有丰富的蛋白质、脂肪、钙、铁和维生素 B_2 等营养成分,可以防治神经衰弱,被人称为健脑主食。

青少年平时注意多吃上述食品,保证脑的健康发育,以提高学习效率。

3. 摒弃损坏大脑的十大不良习惯

损坏大脑的十大不良习惯有:

①长期饱食:导致脑动脉硬化、脑早衰和智力减退等现象。

②轻视早餐:不吃早餐使人的血糖低于正常供给,对大脑的营养供应不足,久之对大脑有害。

③甜食过量:甜食过量的儿童往往智商较低。这是因为甜食会减少对高蛋白和多种维生素的摄入,导致机体营养不良,从而影响大脑发育。

④长期吸烟:常年吸烟使脑组织呈现不同程度萎缩,易患老年性痴呆。

⑤睡眠不足：大脑消除疲劳的主要方式是睡眠，长期睡眠不足或质量太差，只会加速脑细胞的衰退，聪明的人也会糊涂起来。

⑥少言寡语：经常说富有逻辑的话也会促进大脑的发育和锻炼大脑的功能。

⑦空气污染：大脑是全身耗氧量最大的器官，只有充足的氧气供应才能提高大脑工作效率。

⑧蒙头睡觉：随着棉被中二氧化碳浓度升高，氧气浓度不断下降，长时间吸进潮湿空气，对大脑危害极大。

⑨不愿动脑：思考是锻炼大脑的最佳方法，不愿动脑的情况只能加快脑的退化，聪明人也会变得愚笨。

⑩带病用脑：在身体不适或患疾病时，勉强坚持学习或工作，不仅效率低下，而且容易造成大脑损害。

五、清理"门户"，摆脱牙病困扰
——口腔卫生保健的需要

随着社会的发展和人们生活水平的提高，人们对口腔健康的要求越来越高。口腔保健的主要目的是牙齿健康，有句广告语"牙好胃口就好，吃嘛嘛香"，恰恰反映了口腔健康对于身体健康的重要意义。鉴于口腔疾病在青少年人群中患病率高、涉及面广、危害性大的实际情况，而青少年时期又是人成长的关键时期,因此,青少年应该了解口腔卫生保健的基本知识,加强口腔健康自我养护意识。

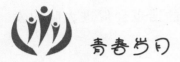 青春岁月

小朱的看牙经历

小朱是个小美女,大大的眼睛,洁白的牙,从小在家爸妈都很宠爱她。牙齿是她最骄傲的地方,平时她很爱吃巧克力、糖块、饼干、糕点。小朱妈妈告诉她,吃了甜东西要漱

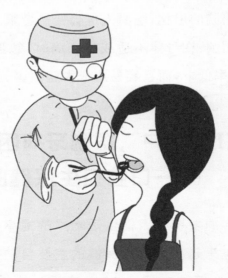

口,可她从来不听,还总是在睡觉前躺在床上吃零食。妈妈要她刷牙,告诉她:"不刷牙的话,时间长了,牙会生病的。"她嫌麻烦就应付着刷牙,心里嘀咕着:"我才不信呢!妈妈

骗人,我的牙又白又结实,什么东西都咬得动。"

后来,有一天,突然小朱牙痛起来,腮帮子肿得老高,她捂着脸又哭又叫:"痛死我了,痛死我了!"妈妈给她做了好吃的饭,也吃不下。妈妈赶快带小朱去医院看病,牙医给小朱作了检查,发现小朱的一颗牙完全变黑了,还有个大洞,牙医说:"你得龋齿了,这颗牙坏了。真是可惜,可能保留不住了,要把它拔掉。"小朱一听要拔牙,吓得浑身发抖说:"我不拔牙!"

牙医说:"你的牙生病了,是不是总爱吃甜食,又不漱口,也不刷牙?"

小朱低下头说:"是的。"牙医告诉小朱说:"今天不给你拔牙了,先给你上点药,补一补,以后吃了甜食要漱口,睡觉前不要吃零食,要学会刷牙,你的牙就会好起来的。"小朱高兴地说:"我记住了,谢谢医生!"

青春心结

健康的牙齿能让我们无所顾忌地咀嚼较硬的食物、肉类、生的食物、水果,除了享受进食的乐趣以外,更重要的是对身体健康很有好处。

日常生活中,大多数青少年都已经养成了每天刷牙的习惯,但还是有很多孩子患牙病。这是为什么呢?每天都刷牙,为什么还是会长虫牙呢?

青春解码

1. 牙齿的基本知识

为了保持牙齿健康,预防牙病,有必要先了解一下牙齿的解剖结构。

(1)牙齿的解剖结构

主要包括牙列、牙齿的外形和牙齿的结构三方面内容。

94

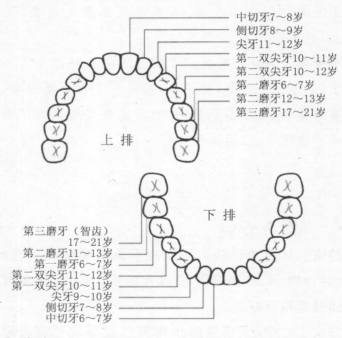

①牙列

人的一生有两副牙齿,根据萌出的时间和形态不同,分别称为乳牙和恒牙。乳牙俗称奶牙,共 20 颗。通常情况下,孩子在出生后 6 个月左右开始萌出第一颗乳牙,到 2 岁半左右完全萌出。0～6 岁之前,嘴里全是乳牙,医学上称为乳牙列。6～12 岁左右,嘴里既有乳牙又有恒牙,医学上称为混合牙列。12 岁以后,嘴里全是恒牙,医学上称为恒牙列。恒牙共有 28～32 颗。

根据牙齿各自所发挥作用的不同,它们在形态上也有差异,有的以切割食物为主,叫切牙;有的以撕裂食物为主,叫尖牙(俗称虎牙);有的以磨碎食物为主,叫磨牙。28～32 颗恒牙中有切牙 8 颗、尖牙 4 颗、前磨牙双尖牙 8 颗、磨牙 8～12颗。第三磨牙又叫智齿,萌出数目因人而异,少者不萌(全口牙数为 28 颗),多者 4 颗(全口牙数为 32 颗)。

95

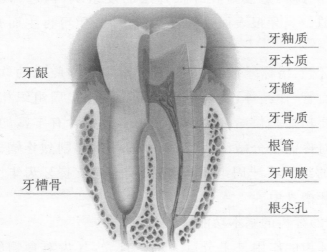

牙齿结构图

②牙齿的外形

每个牙齿都可分为三部分,露出口腔内的部分叫牙冠,埋在牙槽骨内的部分叫牙根,牙冠与牙根的交界处叫牙颈。

③牙齿的结构

每个牙齿又由牙釉质、牙本质、牙骨质和牙髓四部分构成。

牙釉质：被盖在牙冠的最外层，呈乳白色，有光泽，是人体中最硬的一种组织。

牙本质：是构成牙齿主体的硬组织，颜色淡黄而有光泽，硬度比牙釉质低。牙本质中有神经末梢，受到刺激时有酸痛感。因此，当因磨耗过重或因刷牙方法不当造成楔状缺损导致牙本质暴露时，常常会感到酸痛，又叫"牙本质过敏"。

牙骨质：是被盖在牙根外层的硬组织，构造和硬度与骨相似。当牙根表面受到损伤时，牙骨质可再生而有修复功能。

牙髓：俗称牙神经，是位于牙齿中心空腔内的软组织，内含血管、神经等，仅以狭小的根尖孔与根周组织相连，它的主要功能是供给牙齿营养。由于其中含有丰富的神经，所以对疼痛十分敏感，稍受刺激即可引起剧烈疼痛。牙齿周围的组织叫牙周组织，其主要功能是支持牙齿牢固地直立于牙槽骨中。

（2）牙齿的基本功能

牙齿的作用是十分巨大的。首先，牙齿对食物的切断和碾磨作用。若牙齿因病而影响咀嚼时，常常导致消化功能障碍，甚至引起消化系统疾病。其次，牙齿有辅助发音的功能。有很多发音如舌齿音、唇齿音等都需要牙齿的帮助才能正确发出。如有牙齿疾患或牙颌畸形、义齿修复时，常常影响正确发音。再者,牙齿对于颜面美观是至关重要的。有一口洁白健康的牙齿,不仅使人笑口常开,还能令别人赏心悦目。如果牙齿参差不齐,或因龋齿疼痛难忍,或伴有其他口腔疾患,不但影响外表的美观,还会造成心理负担而导致心理障碍。

2. 青春期口腔保健的重点

口腔保健的重点是加强牙颌生长发育知识、口腔健康观念和行为的指导,使之建立和养成良好生活和口腔卫生习惯,为终身拥有一副健康的天然牙奠定良好基础。青春期性器官的成熟,产生出大量的性激素,这些激素可引起口腔黏膜发生一系列的变化,表现为牙龈出血、增生,称为青春期牙髓炎。同时,由于口腔内自洁作用差,菌斑与牙石的局部作用,易患龋病,萌出性牙龈炎、冠周炎等也多见。青春期牙周组织对矫治力有良好的反应,且颌骨与牙槽骨有较好的生长潜力,青春期是矫正牙颌畸形的好时机。

3. 青春期口腔保健的基本内容

世界卫生组织在 20 世纪 70 年代,提出了健康新概念并明确了健康的十条标准。其中第八条是关于口腔健康的,其内容是:"牙齿清洁,无龋洞(虫牙),无痛感,牙龈颜色正常,无出血现象。"

针对青春期口腔保健,具体有以下三个方面的内容:

(1)建立口腔健康观念,养成良好的口腔保健行为和饮食习惯

戒除不良习惯,积极调整内分泌平衡,加强自我口腔保健与专业性口腔护理,彻底清除牙菌斑和牙结石,预防口腔疾病。

(2)定期口腔检查

检查牙、牙列咬合关系及软组织是否正常。发现异常,如牙齿排列不齐、拥挤,上下牙反合、咬合关系过深等,都应及时矫治。

98

(3)使用口腔卫生保健用品,选择科学的刷牙方法

刷牙方法很多,没有一种方法适合所有人。要根据每个人的年龄、牙及牙周的实际情况来选择适合的刷牙方法及牙刷。

 健康小窍门

青春期的口腔保健

牙菌斑,是威胁青少年口腔健康的主要"元凶",需要不断有效、彻底地清除牙菌斑,才能保持牙齿和牙周的健康。

牙菌斑一般会在被清除后的 1～6 小时内新生,因此对牙菌斑的清除每天至少要两次;在清除牙菌斑时,应特别注意牙齿邻面和龈沟等隐蔽处。

保护牙齿,最重要的就是掌握正确的刷牙方法,真正把牙齿刷干净,养成良好的口腔卫生习惯。要维护牙周组织健康,选择合适的牙刷、掌握正确的刷牙方法很有必要。

1. 选牙刷

刷头不宜过大;刷毛最好是软而细的优质尼龙丝(回弹力好、吸水性差易干燥、耐磨性强);刷毛的顶端应选择磨毛、呈椭圆形的;刷柄要便于把握,过细过短都不适宜。若是符合上述四个条件的,就可称之为"保健牙刷"。

99

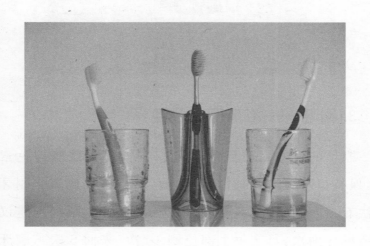

2. 选牙膏

含氟牙膏是首选。因为适量的氟化物可以降低牙釉质的溶解度,增强牙釉质晶体的结构强度,增强牙齿硬度,促进轻度脱矿牙釉质的再矿化,可起到预防龋齿的作用。不过,若人体摄入氟化物过多,会对健康有不利影响,为此建议 3 岁以下儿童慎用含氟牙膏,4～6 岁儿童应在大人指导下使用,含氟牙膏的用量不宜过多,每次用量约为黄豆大小即可。

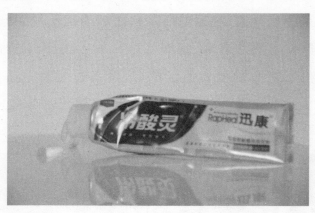

3. 刷牙——不少于 3 分钟

刷牙的目的是清除牙菌斑、软垢、食物残渣与色素沉着,保持口腔清洁,同时按摩牙龈,增进牙周健康。刷牙的方法有很多,无论哪种方法,牙齿各面均应刷到。建议每天要刷牙两次,每次每个部位刷 10 次(来回 5 次),刷牙时间因人而异,但一般不应少于 3 分钟。

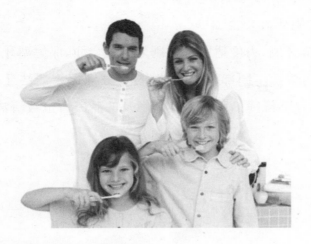

4. 正确的刷牙步骤

（1）先刷牙齿外表面

将牙刷的刷毛与牙齿表面成 45°，斜放并轻压在牙齿和牙龈的交界处，轻轻做小圆弧状来回刷，上排的牙齿向下，下排的牙齿往上轻刷，注意轻刷牙龈，适当按摩可促进其血液循环。

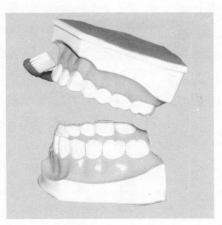

（2）刷牙齿咬合面

平握牙刷，力度适中来回刷牙齿咬合面，保健型牙刷的动感刷毛可发挥不同部位的独特作用，分别深入清洁牙面及牙间缝隙；灵活纤薄的刷头令难以触及的后臼齿也被清洁干净。

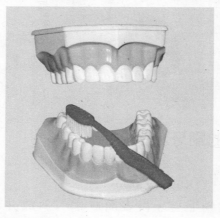

（3）刷牙齿内侧面

竖起牙刷，利用牙刷前端的动感刷毛轻柔地上下清洁牙齿内表面。

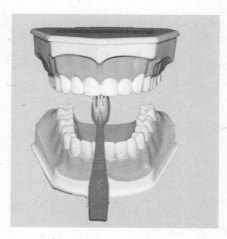

（4）轻刷舌头表面

由内向外轻轻去除食物残渣及细菌，让您保持口气清新。

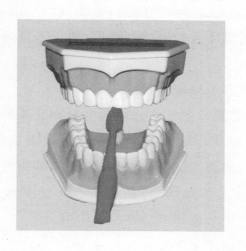

5. 其他的自我保健措施

除了每天刷牙、饭后漱口这些众所周知的方法外，还有一些必需的自我保健措施。

（1）及时清除牙隙间的食物填塞物

在咀嚼食物的过程中，牙齿间隙经常夹进食物的纤维，它们对牙齿和牙周组织都有害。我们可以通过刷牙进行清除，以保持口腔卫生。

（2）给牙齿充足的营养

牙齿的发育离不开各种营养食物。因此，不论是成人还是少年儿童，饮食要多样化，不要偏食。

（3）养成正确的咀嚼习惯

正确的咀嚼方法是双侧或两侧交替使用。

（4）纠正有损于牙齿的不良习惯

有些婴幼儿由于吮吸拇指、舔牙、咬牙、张口呼吸、咬嘴唇等习惯，造成牙齿的错位和畸形，纠正不良习惯有利于牙齿保健。

（5）茶有利于预防龋齿

茶叶能防龋的主要成分是含有氟和儿茶酚等物质。氟离子可将牙釉质中的羟基磷灰石变为氟磷灰石，改善了牙釉质的结构，增强其抗酸的作用；儿茶酚等物质可抑制口腔内变形链球菌（即致龋菌）的增殖。常饮茶水或以茶水漱口，可起到保护牙齿和清洁口腔的作用。

（6）睡前刷牙很重要

人在入睡后，细菌在口腔的温度和唾液分泌量减少的情况下很容易繁殖，糖类化合物经过细菌代谢发酵产酸，长期腐蚀牙齿形成龋洞，因此，睡前刷牙要尽量彻底，这对预防牙病有重要作用。

（7）有些药物有损于牙齿的健康

四环素、金霉素等药物可以使牙齿发黄或牙釉质发育不全，日后容易发生龋齿，因此不要大量或长期服用这些药物。

（8）防止外伤

不要用牙齿去咬坚硬的物品，以免牙齿受到损伤。

（9）定期检查

定期检查牙齿可预防牙病滋生。成人最好每年进行一次牙检,发现牙病及时治疗。

对于青少年来说,早发现早治疗口腔疾病,可保持牙列的完整,防止牙齿缺失。我们提倡每半年应进行一次口腔检查,以便及时治疗无症状的早期龋齿,定期清洁牙石,保持口腔软硬组织的健康。

六、"不以善小而不为,不以恶小而为之" ——养成良好生活习惯的需要

青春期是最具色彩、最富活力的年华,也是习惯形成和发展的关键期。美好的青春要由健康来保证,而良好生活习惯正是健康的基础。习惯并不是与生俱来的,而是后天养成的。好的习惯是开启成功大门的钥匙,而坏习惯则是一扇向失败敞开的大门。

105

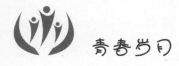

重视并坚持锻炼的两位大师

著名的经济学家马寅初一生重视体育锻炼,从十几岁开始,直到百岁高龄,从未间断。他喜欢多种运动,如太极拳、太极剑、骑马、游泳、爬山、跑步、洗冷水澡等。87 岁那年,他的一条腿突然不能走路了,爬山和跑步已无能为力,他就改为散步,每天拄着拐杖走上 5000～6000 米才肯罢

休。91 岁那年,他的两条腿完全瘫痪了,他便坐上轮椅,坚持做头部运动和上肢锻炼。马老一生多坎坷,却奇迹般地突破了百岁大关。

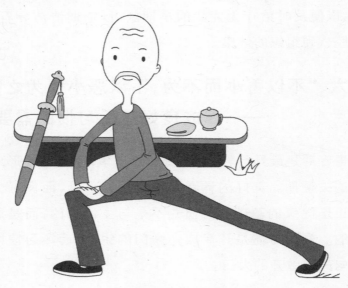

著名的武术大师吴图南也是如此,吴图南年幼时体弱多病,曾患过肺结核、黄疸性肝炎、癫痫,还因头部损伤使右腿较左腿短约 2 厘米,家人以为他活不成了,幸得清朝太医李学裕为他诊治,李太医说:"你这病光吃药不容易好,最好要配合习武练功。"于是吴图南拜太极拳名家为师,学医习武,练了一年多,他脸色红润,身体也结实起来了。经过十多年的刻苦磨炼,他学会了各种太极拳和刀、枪、剑、棍等技艺。从此,他身体健康,精力充沛。

青春心结

毫无疑问,养成良好习惯、改变不良习惯对于每一个人的健康都显得尤其重要,尤其是青春期,必须引起足够的重视。那么,究竟什么样的习惯有益于健康?什么样的习惯不利于健康呢?

青春解码

正由于坚持锻炼,一直保持这样的好习惯,马寅初先生和吴图南大师才能够在古稀之年仍然健康如昔,这样的例子是举不胜举的。由此可见,好习惯无疑是一个人所能拥有的最高贵、最安稳的财产。美丽可能被时间消磨或被疾病损坏。财富可能将青年人引入歧途,而且不谨慎处理便很快用完,只有好习惯才是唯一历久不变的东西。

"勿以善小而不为,勿以恶小而为之。"坏习惯,大至悲观消极地对待世界,小至不讲卫生,挑食偏食,都会左右我们的思想和行为,给我们带来疾病、失败、挫折感等等,让我们生活中的一切都归于零。

古往今来,中外各国对于坏的生活习惯都是嗤之以鼻的,都是报以唾弃的态度的。古有东汉的陈蕃,自小有雄心壮志,想干一番轰轰烈烈的大事情,然而,他居住的房间却很肮脏,有人提出劝告,他却回答说:"大丈夫当扫除天

107

下,何必拘泥于一个小屋子。"以此来为自己不打扫庭院开脱,当时,就有人用"一屋不扫,何以扫天下"来讥讽他。在国外,有很多国家不仅注重个人卫生习惯,还努力培养公民的公共卫生意识。法国是一个以文明著称的国家,该国曾于 20 世纪 70 年代发动了一场"厕所革命"——要求从城市到乡村,所有的居民都一律使用马桶,便后务必洗手和冲厕所。某国一官员去法国就闹了一场笑话,该官员上厕所时,可能是由于在自己的国家没有养成冲马桶的习惯,他方便后没有冲厕所就想径直出门,可怎么也打不开门。该官员在厕所里足足待了两个小时,后来偶然想到应该洗洗手,洗洗脸,清醒一下,于是当他打开水龙头时,奇迹出现了,原来这儿的厕所门是由冲厕所的水自动推开的,如果谁不冲厕所,就别想出门。

如今快节奏的生活导致诸多不良的生活习惯,这些不良生活习惯是健康的大敌。过度脑力和体力透支,过量吸烟,甚至长时间上网、玩电子游戏、沉迷于虚拟空间,都是应该改正的不良生活习惯,否则就会为此付出代价。心理学家认为,坏习惯之所以不易消解,是因为这种行为已经与人的情绪情感包括潜意识紧密地联系在了一起,如果减少乃至彻底消除这种行为,那就意味着忍受某种压抑、痛苦等不良情感。所以,坏习惯的改正还需要坚强的意志、周围朋友的良好影响以及家人的关心和支持。

健康小窍门

青春期是养成良好习惯的重要阶段,而健康的生活习惯不仅有利于青少年的生长发育,而且对其身心发展也有不可忽视的重要作用。

健康的生活习惯主要表现在以下几个方面:

1. 合理膳食

我国营养学会根据国情,制订了膳食指南,其原则包括:"食物要多样、饥饱要适当、油脂要适量、粗细要搭配、食盐要限量、甜食要少吃、饮酒要节制、三餐要合理。"这些原则如能长期遵守,就一定能达到合理营养的要求。青少年要根据自己身体发育的需要,注意营养搭配,养成良好的饮食习惯。

109

2. 生活起居规律

我们要尊重自身身体的规律,坚持按时作息,合理地安排起居作息,保持良好的生活习惯,坚持有规律的生活制度,尽量使工作、学习、休息、睡眠等活动保持一定的规律,不违背人体生理的变化规律,并与大自然的活动规律相适应,顺应生物钟的要求。这是促进生长发育、保证身心健康的重要方式。

3. 保证充足睡眠

睡眠是人生活中的一个重要组成部分,是机体自我保护的重要生理功能。好的睡眠对恢复体力、增强智慧、保证健康十分重要。睡眠不仅能使身体得到休息,恢复体力,还能促进身体生长发育。

4. 劳逸结合

适度的紧张学习和工作有利于健康,而过度劳累则有损于健康。青少年学习压力大,一定要注意劳逸结合,这样既能提高学习效率,又能预防疾病的产生。

5. 运动适量,持之以恒

110

我们青少年要让自己养成经常适度运动的习惯,在参加体育锻炼时需要掌握两个要点,即持之以恒和运动适量。中等强度的、有规律的有氧运动可以增强人体的免疫功能;而过量运动,则会削弱免疫功能,破坏身体的防御系统,导致人体抵抗力下降,病毒和细菌可能趁虚而入,以致患病。运动作为一种健身方法,就要讲究科学性,根据自己的身体状况,制订适合自己的运动方案,达到强身健体的目的。

6. 心理平衡

健康除了身体健康外,还应包括心理健康与社会交往方面的健康。尤其是青少年,正处于心理发育的关键时期,各种心理矛盾冲突在这个阶段集中出现,要平稳度过青春期,就要注意保持心理平衡,形成良好的心态。

第三篇
探究青春期的性卫生与保健

　　在这个充满神秘的青春期，性的发育和成熟往往让青春期的我们无所适从，常常会有各种各样关于性的疑惑和困扰。女孩月经的出现和乳房发育，男孩性器官的成熟和遗精的发生，我们该怎样面对呢？如何才能做好自我保健呢？让我们一起来探究青春期的性卫生与保健吧！

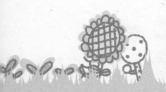

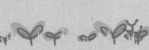
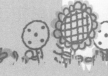

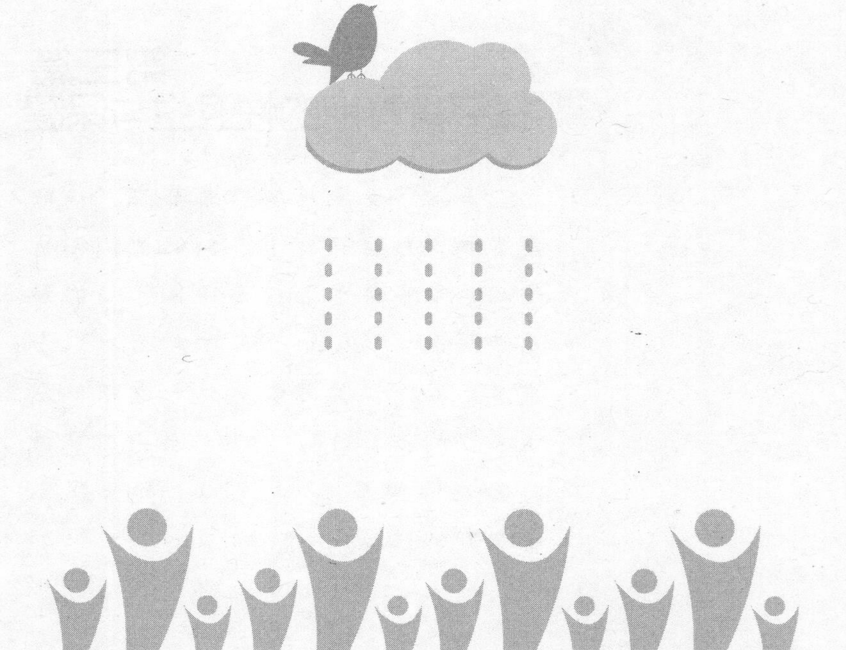

一、"洗洗更健康"——男孩性器官卫生

青春期适度清洁是保障男孩生殖系统健康发育的有效手段,讲究生殖器官卫生不只是女孩的事,男孩也同样应该重视。清洁卫生工作做得不够或做得过多,都不利于生殖系统健康,因此,男孩也应该掌握相关的生理卫生知识。

 青春岁月

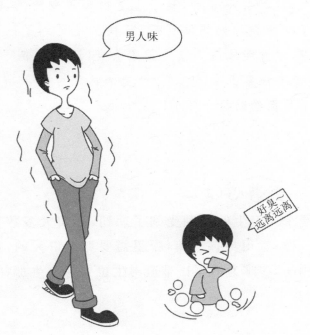

都是"男人味"惹的祸

秦勤是个 14 岁的男孩子，平时活泼好动，学习成绩也不错，可唯一不好的就是他不喜欢洗澡，身上总是臭臭的，同学们经常对他敬而远之。为此，秦勤的父母也很烦恼，因为他从小就不爱洗澡，每次叫他洗澡都跟要了他的命似的。秦勤自己倒是无所谓，经常穿着自己最喜欢的紧身牛仔裤，骄傲地把自己的味道称作是"男人味"。

可最近这段时间，秦勤总是觉得自己下面痒痒的，不时地总要去挠痒痒，可他并没有重视。过了几天，秦勤开始觉得下面不仅仅是痒，而且特别痛，尤其是上厕所的时候，根本不敢碰，连动都不能动，脑子也觉得糊里糊涂的，全身没有力气了。秦勤的妈妈发现后，赶快把他送到了医院。医生一检查，才发现他得了包皮阴茎头炎，还在感染发烧。医生说，这是不注意卫生造成的，严重的话还可能会导致癌变呢。这下可把秦勤给吓坏了！

青春心结

不爱个人卫生的秦勤受到了惩罚，其实大多数男生都和秦勤一样，觉得男孩子嘛，哪里需要那么讲究的，每天还要洗呀刷的，多难为情啊！难道男生也要像女生那样"洗洗更健康"？

青春解码

为什么要清洁性器官？

正常情况下，包皮会产生一种带臭味的很脏的物质，呈乳白色豆渣状，叫"包皮垢"。包皮垢是细菌繁殖的温床，若不能及时将包皮上翻清洗干净，可出现局部红肿、刺痒或疼痛，使包皮和阴茎头发炎。包皮过长和包茎是男性青少年中比较常见的现象。包皮过长会影响包皮和阴茎头之间的清洁，更容易发生"包皮阴茎头炎"，如果炎症反复发作，则可产生纤维粘连，导致包皮不能上翻，形成"后天获得性包茎"，严重的还可能导致阴茎头坏死，发生不可逆转的后果。

另外，在男性青少年中，阴囊瘙痒也是十分常见的。最常见的原因是大量的运动，特别在夏天，阴部温度高、汗多、潮湿、透气性差，阴囊皮肤受到汗液浸渍、内裤的摩擦等影响，易产生瘙痒。穿过分紧身的牛仔裤、不吸水不透气的尼龙内裤也可以产生这种情况。除此之外，缺乏维生素 B_2、真菌感染、皮炎湿疹、寄生虫及性病都可以引起阴囊瘙痒。经常瘙痒会导致局部皮肤发炎，甚至破溃。不仅如此，还可能诱发青少年性自慰，如果不重视，严重的还会影响青少年的生活。

因此，男生一定要注意清洁性器官，养成良好的卫生习惯，避免发生上面所说的严重后果。

115

健康小窍门

青少年的性器官卫生需注意以下几点:

1. 勤洗

要养成每日清洗生殖器的习惯,推荐睡前用温热水清洗下身,再配以热毛巾擦会阴部,可促进全身血液循环,既有利于入睡又可强身健体。从儿童时期就要养成经常把包皮翻上去清洗的习惯。

2. 勤换

内裤以棉织品为佳,要勤换内裤,特别是天气寒冷时,不要一定等到洗澡再换内裤。出现遗精、手淫后,要马上更换内裤,否则粘在上面的精液就成了细菌滋生的温床。

3. 衣着宽松

很多人为了健美,喜欢穿紧身裤、牛仔裤,这对性器官的发育和卫生是非常不利的。由于紧身裤臀围小,整个阴部透气不良,汗液不易散发,容易患湿疹。另外,阴囊里的睾丸被向上挤压,紧身裤里温度高,影响精子的产生,长期穿紧身裤可能导致不育。

二、我要成为真正的男子汉

——遗精的奥秘

处于青春期的男生多数会发生一个现象,就是早上起床时会发现内裤有湿漉漉的一块,不了解的人或许会误以为自己这个年纪了还尿床,殊不知其实这是发生在青春期男生身上的一个正常现象,这个现象就叫做遗精。每个发育正常的青少年男性都会发生遗精,但不一定每个男生都了解遗精的奥秘,因此,我们更要了解遗精,正确认识遗精。

117

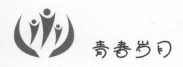

青春岁月

少年苏峰的烦恼

13 岁的男孩苏峰,一天晚上梦到自己有好感的女同桌,梦里总想靠近对方,那种感觉好舒服。早晨醒来时发现自己的内裤上有黏黏的东西,就连被褥上也有,无知的他感到迷惑且惶恐不安,甚至产生负罪感,认为这是低级下流的事情,感到不好意思,总是感到难以见人,不敢让人知道,好像做了什么见不得人的事似的,生怕被家长发现,一连好几天沉默寡言,不敢抬眼与父母亲对视。不知不觉中,原本开朗的他,也开始有些沉默寡言,喜欢独自发呆,

总是不断回忆起梦里的情形,陶醉其中,不能集中精力学习,成绩也开始下滑。

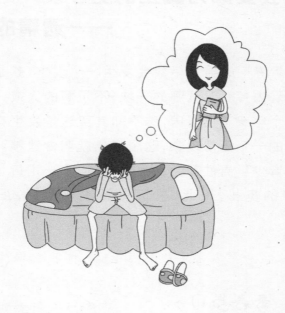

118

青春心结

相信类似的经历在很多青春期的男生身上都发生过,第一次遗精往往让自己手足无措,我们不知道发生了什么,不知道遗精到底是什么。难道遗精真是不好的事情吗?

青春解码

遗精是男性性成熟的特殊标志,是一种正常的生理现

象,因为正常成年男性约有 90% 都发生过遗精。遗精可分为梦遗和滑精,在青春期发育之后均可能出现。在夜间梦中遗精就被称为是梦遗,梦遗可以是性梦引发的结果,也可以是由被褥过暖、内裤过紧、衣被对阴茎刺激或阴茎受压的结果。在清醒的状态下,无自慰或无性刺激的状态下自发性的射精称作滑精。

遗精的出现是因为男性随着性发育的进展,睾丸产生精子,前列腺、精囊腺和尿道球腺分泌精浆,精子和精浆混合组成精液。睾丸从发育成熟开始,每时每刻都在产生精子,精囊等也分泌黏液。当精液在体内积聚达到一定数量后,就会通过遗精的方式排出体外,这就是俗话说的“精满自溢”。在醒悟的状态下,大脑的意志力可以强迫压抑阴茎勃起和射精愿望,然而在睡眠之后强迫力会疏散,所以即便是用手抚摸阴茎、侧卧触压或相遇内裤、棉被等小刺激,都可引起折回作用而射精。

遗精很少发生于 12 岁以下的男孩,到 14 岁男孩遗精的发生率约为 25%,城市和家庭经济状况较优越的男性少年发生率高。16 岁约为 55%,18 岁为 70%,20 岁为 75%～80%。对于青少年来说,父母或学校教师有责任告诉他们,对于偶然的遗精现象是生理性的正常现象,不必过于恐慌,更不是不道德的坏事。粗言恶语或避而不谈都会伤害他们的心理,造成不必要的心理负担。

遗精是大量精液通过勃起的阴茎排出体外,发生频率会因人而异,同一个人也往往没有固定的周期,会受身体状况、情绪、饮食、工作环境等影响而具有一定的随机性,就会给"遗精期"的卫生带来许多的不便,会不可避免地出现各种"污染"现象,常令人不知所措,摸不得又弃不得,尤其是集体住宿时,更叫人难堪。所以首先应随时准备好卫生纸,可以及时擦拭,还应及时更换衣物,并随即清洗干净衣物,再放在阳光下暴晒,暴晒时由里层朝外朝阳,可达到杀菌的效果。男性在遗精后会有少量的精液残留在尿道里,最好是到厕所小便,使之能够立刻排出,再用自来水清洗干净,保持阴部的清洁卫生。

1. 遗精是否对身体有害?

由于受传统观念影响,不少人认为遗精会失去身体的精华,伤了"元气"。有的青年几乎每天都在想遗精的问题,认为遗精大伤元气,一滴精十滴血等。实际上这是社会上流传的一种缺乏科学根据的错误观念。

医学家对精液做过大量的化验分析证明,精液的主要成分是水,仅有少量的蛋白质、糖和无机盐,每次排出量 2～3 毫升,相当于每天营养量的几百分之一甚至几千分之一。因此,遗精对身体健康无害。

2. 遗精的出现是时间早晚问题

遗精出现的早晚也是因人而异的。出现的晚,并不表明精子生成的晚。有些青年常常为自己不遗精而不安,生怕自己性发育不好而影响婚姻生活。其实,精液可通过少量多次排入尿道,随尿液排出体外,往往不易被察觉而已。只有生殖器官明显异常,如睾丸很小,阴茎发育很差并伴有第二性征不发育的青少年,如果从来没有遗精才是异常现象,应该到医院就诊。

3.遗精的频繁程度

有的青年遗精太频繁,一周数次或一夜数次,甚至清醒时也会出现遗精,这就要寻找原因了。造成频繁遗精有三方面的原因:第一,有些青年对"性"缺乏正确的认识,思想过分集中在"性"的问题上,有些则是受社会上不良刺激引起性冲动所致;第二,生殖器官局部不良刺激引起,如包皮过长、包茎、前列腺炎等疾病,还有内裤太紧或被子过重等都可以引起遗精;第三,过度疲劳,身体虚弱的表现。遗精过频往往同时出现失眠、多梦、头昏耳鸣、精神萎靡、腰酸腿软等症状,这就应引起重视了。

遗精次数过少或过多都会引起青年人烦恼,正常生理性遗精每月多少才算适度? 遗精虽是一种正常的生理现象,但不像女性月经那样有规律,也没有一定的标准,因为许多所谓的标准只是对同年龄组的人作抽样调查后得出的简单推论而已。一般来讲,年轻健康的未婚男子一个月遗精4~5次是常有的事,次数分布可以不均匀。有些人在一段时间里1～2周遗精一次,但在另一段时间里却连续几次遗精,这也是正常的。这种不规律的遗精往往在结婚后有了正常有序的性生活后,就会减少和消失了。

另外,因人与人之间有个体差异,我们常以人的身体感觉为准,如遗精次数偏多,而身体状态没有任何不适,精力充沛,心情舒畅,则不能认为不正常;如果出现头晕眼花、精神不振、思想不集中、记忆力减退等影响学业了,即使遗精次数在正常范围内,也应考虑遗精是异常或病理性的了,必要的时候可以到医院检查治疗。

 健康小窍门

处于青春期的男孩应该特别注意"遗精期"卫生,养成良好的生活习惯。

注意心理卫生和精神调适,消除恐惧、紧张、焦虑的心理状态,培养自己开朗、乐观、坚强的性格,保持轻松、愉快的情绪,排除杂念,清心寡欲,顺其自然,调养一段时间,这种情况自可减轻。

注意生活起居,衣裤应稍宽松些,夜晚不要进食过饱。睡前用温水洗脚,被褥不宜过重,脚部不宜盖得太暖。养成侧卧睡眠的习惯。

节制性欲,戒除手淫。不看尤其不能迷恋色情淫秽书刊和影视音像制品。逐渐戒除手淫,减轻思想负担,使心理逐渐康复。

多参加文体活动,培养多种业余兴趣和爱好,适当参加体力劳动。正常对待男女交际,不要把男女交往神秘化。

积极治疗相关疾病。包皮过长的应手术切除;养成良好的卫生习惯,经常清洗阴茎包皮处,以免包皮垢积聚;如患有包皮龟头炎应及时治疗。

不要认为遗精是低级下流的事情而感到不好意思。遗精后要注意外生殖器的清洁,勤洗换内裤,以防尿道的炎症。

123

总之,正在学习阶段的男青年,只要以科学的态度对待遗精和手淫,并保持乐观与自信的良好情绪,建立正常而有规律的生活作息制度,把集中在"性"问题上的注意力分散开去,遗精就会自然减少的。

三、做女孩"挺"好——青春期乳房保健

乳房是女性重要的第二性征之一,展现了女性的曲线美感,每个女性都十分重视和保护自己乳房的健与美。丰满的乳房,是女性体质健康的表现,丰满而富有弹性的乳房还能显示女性性感的魅力,由此可见乳房对女性的重要性。青春期正是乳房发育的时期,如何做好乳房保健对于每个青春期的女生来说都很重要。

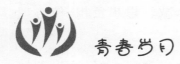

青春岁月

媛媛和玲玲的苦恼

18岁的媛媛最近一直很困惑,她不敢去公共澡堂洗澡,也害怕夏天的到来,因为她总觉得自己的乳房很小,跟其他同学比起来自己实在是太不像女人了,她担心在别人看来自己没有魅力,没有女人味,也害怕因为自己的乳房小将来没有办法哺乳。

而与媛媛同龄的玲玲总觉得自己的乳房发育过大,感

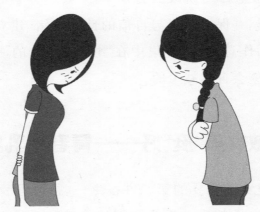

到难为情,不敢出门,因为一上街总觉得有人盯着她的胸部看。尤其是跑步的时候,她说自己简直想找个地洞钻下去。她还听说乳房大的女孩不正经,心理压力就更大了。她不知道自己该怎么办。

青春心结

　　处于青春期的女生,常常都要面对乳房的问题,乳房太小、太大都烦恼。那我们该怎样正确认识乳房的问题呢?怎样才能拥有健康美丽的乳房呢?

青春解码

1.乳房的发育

125

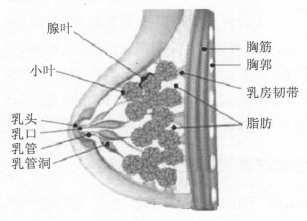

腺叶

小叶

乳头
乳口
乳管
乳管洞

胸筋
胸郭

乳房韧带

脂肪

乳房结构图

　　有一对丰满健康的乳房,是女性美丽健康的标志。青春期是乳房发育最旺盛的时期,由于卵巢产生雌激素的作用,女孩的乳房开始发育,是青春期开始萌芽的第一信号。最突出的表现:乳头隆起,乳头下可扪及硬块,有时伴有轻微胀痛或痒感,这时候不要用手捏挤或搔抓,以后乳腺的导管系统也逐渐发育,脂肪组织增加,整个乳房隆起,乳头、乳晕变为红褐色。女孩 8 岁以前双侧乳房持续性发育称为乳房发育过早,要注意有无其他性早熟的表现,如来月经、长阴毛、体型改变等,或者到医院请专科医生检查有无异常,注意观察乳房发育的情况。女孩进入青春期后,乳房开始发育本属正常现象,不要为乳房发育过程中出现的一些现象或乳房的大小而烦恼,也不要为隆起的乳房感到害羞。青春期乳房的发育,标志着少女开始逐渐走向成熟,隆起的乳房体现出女性成熟体形所特有的健康的曲线美。

乳房主要由乳腺组织及脂肪组成。成熟乳房呈半球形,中央有乳头。乳头的周围有色素较深的皮肤环形区称为乳晕。乳晕区有许多呈小圆形凸起的乳晕腺,可分泌脂状物,以润滑乳头。在妊娠和哺乳期由于血管和淋巴管的扩张,乳房会增大,乳头、乳晕变黑,停止哺乳后,乳房恢复正常。到更年期,乳腺组织与脂肪组织萎缩,乳房变小。

2.怎样才能拥有健美的乳房?

乳房发育开始年龄有早有晚,主要受月经初潮、家族遗传、营养条件、体质胖瘦、健康状况、地理环境、生活习惯、体育锻炼等因素的影响。怎样才能使乳房发育良好、丰满坚实呢?

(1)加强营养

保持乳房生长所必需的营养十分重要,营养丰富并含有动物脂肪和蛋白质较多的食品可使身体各部分储存的脂肪丰满。乳房内部组织大部分是脂肪,脂肪增加了,乳房才能得到正常发育。含维生素 E 的食品能促进乳房的发育,如木瓜、圆白菜、莴苣、芝麻油等可促进性激素的分泌,蛋白质和 B 族维生素也是合成性激素的重要物质,它们可以从肉类、豆制品以及水果蔬菜中获得。所以青春期的女孩不要盲目减肥,身体过瘦的女孩应多吃一些高能量的食物,如肉类、鸡蛋、豆类、核桃和花生等,以促进乳房中脂肪组织的形成。

(2)加强体育锻炼,促进乳房健美

127

乳房的健美标准包括乳房形态、乳房皮肤质地及乳头形态等。健美的乳房丰满、匀称、柔韧而富有弹性。青春期女孩平时走路要注意抬头挺胸,收腹紧臀,坐姿也要挺拔端坐,有些女孩子因为乳房发育而害羞,含胸驼背,这不仅影响乳房发育,身体及骨骼的发育也会受到影响。睡眠时睡姿要正确,取仰卧和侧卧,尽量不要长期向一个方向侧卧,更不要俯卧,这样不仅易挤压乳房,也容易引起双侧乳房发育不平衡。加强胸部的肌肉锻炼,适当做一些扩胸运动、俯卧撑、扩胸健美操等。实际上锻炼本身并不能使乳房增大,胸肌的增大会使乳房突出,看起来乳房就大了,坚持早晚乳房按摩和各种球类运动,借以增加乳房的血流量,加强上肢及胸大肌的锻炼,不要驼背。如果乳头小或下陷,应每天用手轻轻按摩乳头或牵拉乳头,促进乳头平滑肌的发育,使其增大、突出,防止乳头内陷或内翻。

（3）健康乳房的"克星"——丰乳膏以及激素

健美乳房常用的丰乳膏一般含有较多的雌性激素，涂抹在皮肤上可使皮肤慢慢吸收，进而使乳房丰满增大，短期使用一般没有什么大的弊病。但如果长期使用或滥用，或轮换使用不同类型的丰乳膏，就会带来以下不良后果：如月经不调，皮肤色素沉着、萎缩变薄，肝脏酶系统紊乱，胆汁酸合成减少，易形成胆固醇结石等。少女正处在生长发育的旺盛时期，卵巢本身分泌的雌激素已较多，如果再服用激素，虽然能促进乳房发育，但如果女性体内雌激素含量持续过高，就可能使乳腺、阴道、宫颈、子宫体、卵巢等生殖器官患癌症的机会增大。避免人工流产及滥用避孕药：有统计资料显示，乳腺疾病由人工流产诱发的占 40％左右。人工流产是强行中断妊娠的生理变化过程，这时，女性体内激素水平骤然下降，乳腺刚开始发育，就被急促中断，导致乳房复原不完全，容易诱发乳腺小叶增生。而个别避孕药的激素成分也会导致这些问题的产生。希望同学们能有足够的认识，预防有关疾病的发生。

3. 青春期乳房的自我检查

为预防和早期发现乳房疾病，青春期少女应学会自我检查乳房。检查乳房时可以站在穿衣镜前面，在光线充足、明亮的房间里，赤裸上身让两侧乳房充分暴露，对着镜子观察两侧乳房大小是否对称，乳头的高低是否一致，是否在同一水平线上，乳房皮肤有无潮红、水肿或凹陷。然后自我扪诊，可以站立、端坐或平卧，把一只手放在头部，另一只手的手指掌面平伸并拢，以乳头为中心，由外向内顺时针方向以手掌面轻轻下压触摸、滑动或大面积揉按，全面检查乳房。但不能用手指抓捏乳房。在检查腋下时，应将对侧的手放下，最后检查乳晕后的中心部分。正常乳腺在触摸时能扪到均匀、分散、柔软的小结节，如果扪到肿块，应到医院及时就诊。检查乳房的最佳时机是月经后3～7天。因为这一时期乳腺质地柔软，腺体较薄，易发现乳腺肿块；月经来潮后，经前乳腺内的轻度水肿消退，生理性肿块常在此时期消失。

129

健康小窍门

青春期少女的乳房刚刚开始发育，更应做好乳房保健。

1. 保持乳房卫生

少女正处于皮脂腺、汗腺分泌旺盛期，应常洗浴、清洁乳房，忌用过冷或过热的浴水刺激乳房，乳房周围微血管密布，受过冷或过热的水刺激都是极为不利的，如果选择盆浴，更不可在过冷或过热的浴水中长期浸泡，否则乳房软组织松弛，也会引起皮肤干燥。

2. 乳房的"保护伞"——乳罩

乳房主要是由乳腺管、乳腺泡和脂肪组成的，又含少量分散的平滑肌纤维,没有大束肌肉,因而乳房本身是没有支托作用的,如果平时不注意保护,乳房很容易从耸起变为下垂,在下垂部位的底部容易导致乳腺血液循环不畅,从而诱发各种乳腺疾病的发生,因此,奉劝青春期女孩们乳房发育成型后一定要佩戴乳罩。

3. 如何正确佩戴乳罩?

合理选戴乳罩是成就完美乳房的关键,一般可以先测量,由乳房隆起的上缘,经乳头到胸壁皮肤反折线的下缘,超过 16 厘米即可佩戴乳罩。乳罩的选择一定要松紧适度,不可过松也不可过紧。女孩们应根据自己乳房的情况佩戴质地柔软、大小合体的乳罩,使乳房在呈现优美外形的同时,还能得到很好的固定、支撑。切忌把胸部束得太紧,这会影响肋骨、胸骨和膈肌的运动,影响正常的呼吸,影响胸部发育,使胸部狭小,肺活量降低,还可影响乳房的发育和将来乳汁的分泌,引起乳房良性浅表血栓性静脉炎。乳房隆起于胸前,很容易在劳动或运动中受伤,乳房内的脂肪组织对外伤的抵抗力差,钝性暴力或碾锉容易引起脂肪坏死、液化,造成乳房内部组织增生,局部形成囊腔,周围组织逐渐纤维化。乳房受外力挤压后,较易改变外部形状,使上耸的双乳下榻、下垂等。

4. 如何正确选择乳罩?

乳罩的选择至关重要,既要感到舒适又无紧束感,同时

还要根据身体胖瘦的变化,随时更换,一定要佩戴合适的乳罩以保护乳房,以下几个方面作为基本原则:

(1)佩戴乳罩不可有压抑感,即乳罩不能太小,选择能覆盖住乳房所有外沿的型号为宜。

(2)乳罩的肩带不宜太松或太紧,其材料应是可调节松紧的松紧带。

(3)乳罩凸出部分间距适中,不可距离过远或过近,另外乳罩的制作材料最好是纯棉且弹性好、柔软、吸汗、透气性强的,不宜选用化纤物。夜间睡眠时一定要脱下乳罩,避免压迫乳房,影响淋巴回流。

131

四、女孩如何更懂自己
——了解经期卫生

女性在进入青春期后,一般每隔 28 天左右就会发生一次子宫内膜剥脱、出血,并经阴道排出体外,这个过程就称为月经。经血是由脱落的子宫内膜和流出来的血液形成的,子宫内膜开始脱落至脱落完毕,约需经历 3～5 天时间,之后子宫内膜的创面又慢慢长好,子宫内膜重新增厚,发生变化。这样周而复始,形成月经周期。因此,月经初潮是女孩青春期来临的讯号,也是生殖器官成熟的标志,而规律的月经周期更是青春期女孩健康的标志之一。关注女孩青春期健康,首先要关注月经的卫生与保健。

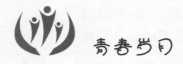

青春岁月

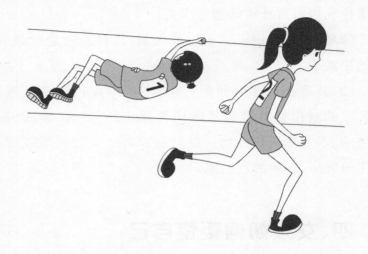

兰兰的运动会经历

兰兰是个 14 岁的女孩,从小她就热爱运动,体育锻炼是她日常生活的重要部分,每次运动会都有她的身影,她还是校女子 800 米纪录的保持者呢。马上秋季运动会又要开始了,为了创造更好的成绩,她加紧了对自己的训练,每次训练下来,她都会洗个凉水澡、喝些冰水。最近几天,她开始觉得自己腰酸背痛,头昏不舒服,像要感冒了一样,可是还有两天就要比赛了,兰兰心急如焚,顾不了这么多,依然刻苦锻炼着。殊不知兰兰的月经不期而至了,比赛的当天正是月经的第二天,渴望取得好成绩的她顾不了这么多,还是硬着头皮上了场,结果还没跑完全场,兰兰就晕倒在了赛场上。

青春心结

按理说,像兰兰这样经常运动锻炼的女孩,身体应该很好,但为什么会晕倒在赛场上? 月经期间运动有那么可怕吗?

133

青春解码

女性在月经快来时或月经期间,特别是月经头一两天,往往感到不适,如腰酸、下腹坠痛、乳房发胀及情绪不佳等,这都属正常生理现象,短期即愈,一般不影响生活和学习,也不必过分紧张。

月经期间,由于大脑皮层的兴奋性降低,抗病能力减弱,再加上子宫颈口微张,由于子宫内膜脱落及血管破裂形成了"伤口",阴道平时的酸性环境又被偏碱性的血液所冲淡,很容易受到病菌感染。因此,女性要多注意个人月经期的生理卫生。

健康小窍门

1. 经期应保持心情舒畅

正确认识月经是女性的生理现象,正确看待自己身体发生的生理变化,要多了解生理卫生知识,消除害怕来月经的紧张心理,保持心情舒畅,避免情绪激动、抑郁或恼怒,学会自我精神及心理调养,不必为"每个月的那几天"过度紧张。

134

2. 经期注意保暖与休息

经期要注意保暖,尽量不做剧烈运动或重体力劳动,如打球、登山等,合理安排生活和学习,劳逸结合,避免过度劳累、受凉,如淋雨、洗冷水澡、冷水洗脚、游泳、坐阴凉湿地等,因为湿冷容易引起盆腔脏器血管收缩而导致痛经、月经期延长等。在这里需强调说明的一点是,在有些活动量较大的集体活动中,如运动会等,有些同学集体荣誉感强,这虽然很好,但一定要身体力行,不能逞强,否则伤害到自己的身体将会造成终生的遗憾。

3. 经期饮食与营养

妇女月经期一般每次失血约为 30～50 毫升,每毫升含铁 0.5 毫克,也就是说每次月经要损失铁 15～50 毫克。铁是人体必需的元素之一,它不仅参与血红蛋白及多种重要酶的合成,而且对免疫、智力、衰老、能量代谢等方面都发挥重要作用。因此,月经期进补含铁丰富和有利于消化吸收的食物是十分必要的,尤其是鱼类和各种动物肝、血、瘦肉、蛋黄等食物含铁丰富,生物活性高,容易被人体吸收利用。而大豆、菠菜中富含的铁,则不易被肠胃吸收,不推荐月经期间食用。

　　所以,制订食谱时最好是荤素搭配,适当多吃些动物类食品,特别是动物血,不仅含铁丰富,而且还富含优质蛋白质,是价廉物美的月经期保健食品。可选择食用,满足妇女月经期对铁的特殊需要。总之,月经期仍应遵循平衡膳食的原则,并结合月经期特殊生理需要,供给合理膳食,注意饮食宜忌,确保健康。

135

　　在月经期间我们要注意常见忌食,列举如下:

　　(1)生冷类食物

　　中医所称寒性食物,如梨、香蕉等。这些食物在平时食用能起到清热解毒、滋阴降火的功效,但是经期食用则容易导致痛经、月经不调等症状。

　　(2)辛辣类食物

　　如肉桂、花椒、丁香、胡椒等。以上指出的这些食物都属于佐料,虽然它们的存在使食物变得更可口,可是经期的女性应该改改口,吃清淡一点,否则容易导致痛经、经血过多等症状。

（3）月经期间不宜多吃盐

即不能吃过咸的东西，这是由于盐分摄取过多会使体内的盐分和水分贮量增多，导致经期前夕易头痛、激动和易怒。

（4）不宜喝浓茶和咖啡

这两种饮品都富含咖啡因，能刺激神经和心血管，容易产生经痛、经期延长和经血过多的症状。女性月经期间应多吃易消化食物，含铁较高的食物，新鲜蔬菜、水果，适当补充营养。

4. 保持外阴部清洁卫生

月经来潮时，身体内会出现一系列生理变化，抵抗力比平时弱，月经期间，子宫颈口开放，子宫内膜脱落，形成新鲜伤口，阴道酸碱度发生变化，自我防御能力下降，病原菌很容易经外阴、阴道、宫颈及开放的子宫内膜上行感染，引起盆腔结缔组织及内生殖器官发炎，因此，月经期间每晚临睡前要用洁净的温开水清洁外阴。经期洗澡不能用盆浴，以淋浴或蹲位冲洗为宜，大小便后擦拭时要由前向后擦，这样可防止将肛门周围的大肠杆菌带到外阴部。要勤换勤洗内裤，洗干净的内裤要晾在干燥通风的地方，多晒太阳。

5.正确使用卫生巾

经期一般使用卫生巾,少用卫生纸,因许多卫生纸消毒不合格,卫生巾要勤换,每次换前要洗手,不要碰脏垫面。尽量不要用卫生栓、卫生棉,因其吸水膨胀后影响经血外流,造成经血倒流导致子宫内膜异位。卫生巾要放在通风干燥的地方,最好不要放在卫生间里,终日不见阳光,潮湿容易滋生真菌,引起真菌性外阴、阴道炎。选购卫生巾时要先看外包装,所有包装材料必须清洁、干净并有足够的密封性、牢固性,不应有漏气、破损。按照国家规定在每个最小销售包装的外包装上均有中文标明生产日期,离生产日期越近,卫生巾的质量越有保证。最好使用棉面的,一次购买不要太多,够本次月经期使用就可以了。少用干爽网面的卫生巾,有许多过敏体质的人用后会出现外阴皮肤红肿、发痒等情况。

137

五、神奇的心理暗示
——青春期心理卫生指导

近几年的国内调查研究表明,青少年心理问题的发生率为 $10\% \sim 27\%$,严重影响了青少年的心理健康。青春期是生理和心理发生急剧变化的关键时期,心理发育与形态发育一样,正处于儿童向成人的过渡阶段,故在心理上总的

特点是半成熟半幼稚、独立性和依赖性矛盾交错、个体容易
体验到心理冲突和挫折。青少年的心理健康问题已经成为
当今家庭、学校和社会一个非常关注的问题。

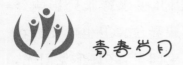

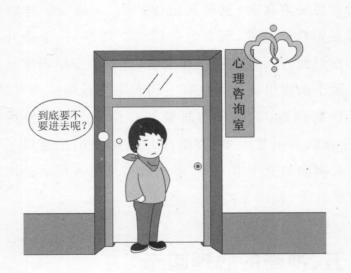

网络上热议的可怕消息

近段时间，网络上正热议的几条消息"一名初中生因
被逼写检讨跳楼自杀""一位花季少女因不堪同学诬陷偷
手机选择服毒自杀""一名留守儿童为筹款买 MP4 杀死 2

名同学",读起来真让人心痛和惋惜。他们在选择死亡或杀害其他人之前,如果能得到有经验的心理咨询师的帮助,甚至能与人进行思想上的沟通交流,可能结果将完全不同。实际上他们都是在成长的道路上,对一些矛盾处理不当,产生了较严重的心理问题,却未得到及时疏导而造成了严重的后果。

青春心结

　　上面的案例其实经常发生,青春期少男少女总会遇到这样或那样的心理问题,有些厌学,有些早恋,有些叛逆,有些害怕和异性交往等等,到底该怎样来解决和面对这些心理问题呢?

青春解码

1. 青春期常见的心理问题

（1）情绪问题

主要表现为:逆反、嫉妒、自卑、孤独、过度焦虑等。

逆反。"不!"——拒绝得如此决绝,这种回答在青少年中每天都在重复着。这便是他们的逆反表现,他们不喜欢按照别人说的去做,认为绝大多数规章制度都是不合理的,应该废除,佩服与老师对着干的同学,如果父母再三叮嘱同一件事就会感到厌倦；认为父母、老师的话很多都有漏洞；他们喜欢与众不同，爱做令人大吃一惊的事情，喜欢引起其他同学的注意，对别人的批评常常感到反感和愤怒；认为冒险是一种极大的快乐，违反某些规定的时候会感到一种快乐；一旦决定做某件事，不管别人怎样阻止也不会改变主意，越是禁止的东西越要想方设法得到。

嫉妒。这是一种较复杂的混合心理，伴有焦虑、悲哀、猜疑、敌意和怨恨、报复等不愉快的情绪，对他人先天的身材、容貌、聪明伶俐、荣誉地位和家庭状况产生嫉妒，嫉妒的对象往往是周围熟悉的人。在嫉妒心理的驱使下，进行讽刺、挖苦、蓄意破坏，严重时导致人格变态。

自卑。这是一种因过多地自我否定而产生的自己不如他人的一种情绪体验。一天随时念着"我不行"，对自己的能力、品质等自身因素评价过低，胆小怯生，不敢交际，极其害怕在公众面前亮相做事，担心自己成为笑料或被人算计，自卑感在人群中相当普遍，如果自卑达到一定程度，影响到学习和工作的正常进行时，就要归之为心理疾病了。

孤独。这是指青春期人际关系不能满足个人社会期望时所产生的孤立的情感状态。属于孤单、寂寞、封闭和不舒服的消极情感体验，孤独的青少年在学校对所学知识不专心，缺乏学习热情，对集体活动冷眼旁观，严重时空虚、狂躁，甚至产生自杀意念。

焦虑。这是对即将发生的事情（或假设要出现的事情）可能出现的最坏结局的担心，以及在等待这个局面时所表现出来的不愉快的心理状态。诸如，女孩由于乳房发育而不敢挺胸,因月经初潮而紧张不安;男孩出现性冲动、遗精、手淫后的追悔自责;在考试前后过度紧张等。焦虑在正常人身上也会发生,但当这种体验发展成为一种习惯性反应时,即过度而经常的焦虑就成了神经症性的焦虑症。

(2)品行问题

主要表现为攻击他人、离家出走、物质滥用、反社会及自杀等。

攻击他人。常表现为好打架斗殴,这种人有不可预测和不考虑后果的行为倾向,行为爆发难以自控。不能控制不适当的发怒,尤其是行为受阻或受批评、指责时容易与他人争吵或冲突,情绪反复无常,不可预测,易爆发愤怒和暴力行为。

141

离家出走。往往有两方面原因:一种是由于幼稚,被外界某些事物引诱迷惑,往往盲目地与几个想法相同的人一起出走,没有明确的目的;另一种原因是学习和生活中受到挫折,并且不能为家长和老师所理解,或感到压力大,极度恐惧,为了逃避而出走。

物质滥用。药物、酒精、烟草等的滥用统称为物质滥用。青少年吸毒大多都有某些品行障碍,如逃学、偷盗、斗殴或少年犯罪等。饮酒行为多受心理因素的影响,在他们因生活枯燥、精神空虚或感到前途悲观、渺茫时,就"借酒消愁"。青少年由于受电视、电影等影响,以为吸烟是一种男子汉的标志,是成熟的象征,并且轻信"饭后一支烟,快乐像神仙",为了寻求其中的快感,而选择接受这种行为。

反社会。其主要心理特点为情绪的暴发性、行为的冲动性,对社会和他人冷酷、仇视,缺乏好感和同情心,缺乏责任感,缺乏羞愧、悔改之心,不顾社会道德、法律准则和一般公认的行为规范,经常发生反社会言行,不能从挫折与惩罚中吸取教训,缺乏焦虑感和罪恶感。

自杀。是当一个人的烦恼和苦闷发展到极端,对失败产生恐惧、对生活失去信心、对现实感到绝望时采取的唯一的、最后的自我保护手段。

（3）性问题

主要表现为性敏感和过度的自慰行为。有些青春期青少年对性过分敏感,表现为热衷于性的诱惑,沉湎于性的想象,容易受黄色淫秽书刊、音像制品的影响,个别人甚至走入歧途,违法犯罪。另外,长期过度"手淫"会产生罪恶感或觉得自己道德败坏、自责自卑,容易出现难以摆脱的心理压力和矛盾,情绪极度紧张、焦虑,不敢与人交往等。

（4）学习问题

青春期的青少年正处于初高中阶段,学习是他们这一时期非常重要的一项任务,但正是由于繁重的学习任务导致他们产生一些心理上的问题。

学习上的心理压力。较大学习压力的存在,很容易造成青少年精神上的萎靡不振,从而导致食欲不振、失眠、神经衰弱、记忆效果下降、思维迟缓等问题的出现。

厌学情绪。这是在农村学生群体中比较突出的问题,不仅是学习成绩差的同学不愿意学习,一些成绩较好的同学亦会出现厌学情绪,还有很多青少年弃学就业,过早地走上社会。

　　考试焦虑。现在很多初高中学校,特别是在农村,学生所学的知识基本上是为中考或者高考而准备的,而实际上能够一直走读书这条路并实现人生理想的学生只是一小部分,学生面临的是升学难、就业难、出路窄的局面,特别是那些成绩差的后进生更是感到升学无望。一种毕业后无出路的忧愁和恐慌感控制着他们,这一种情况反映在学习上,就是感到学习沉重,讨厌学习,考试焦虑。一些学生由厌恶学习发展到逃避学习,脱离学校去寻求不正当刺激,从而形成一系列品行问题。目前很多学校还没有从应试教育向素质教育的方向转变,学校为了求得较好的升学成绩,往往就非常重视学生的考试分数,而过重看待分数又造成了学生心理上的痛苦。又由于较差的成绩而带来的老师的嘲讽、同学的轻视甚至家长的埋怨和打骂,给学生的心理造成了很大的压力。于是出现了厌学情绪,产生了焦虑心理。

143

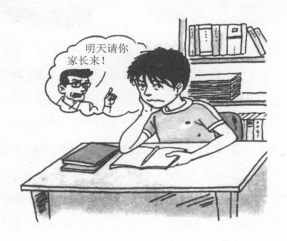

（5）人际关系问题

羞怯心理。有羞怯心理的青少年，往往很难适应正常的人际交往活动，一见到陌生人就面红耳赤、非常拘束，感到浑身不自在；他们往往表现出过分的自我注意和自我约束，生怕自己的言行失态而招致别人的耻笑。在公众场合缺乏主动与他人接触和联系的勇气，在人际交往中往往处于被动的地位，遭遇困难也不敢求助于人。羞怯心理的形成有的是由于遭受过挫折而形成交往障碍，有的则是生来就比较内向，生活圈子狭小。

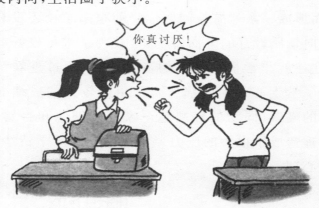

自我中心。处于青春期的青少年自我意识强烈，自尊需求迫切，他们非常看重自己的荣誉，尽一切努力保护自己的自尊心。因此，当他们感觉到有某种威胁自尊心的因素存在时，就会产生强烈的不安、焦虑和恐惧；当自尊心受到伤害时，就会非常生气、愤怒。因此，他们对于别人的嘲笑、蔑视，反应会非常强烈，对于长辈或师长的忽视、不公平对待等会非常敏感。过于强烈的自我中心使得青少年普遍不懂得如何与人相处，他们在做事情的时候往往不懂得征求他人的意见或者顾及他人的感受,这也成为他们人际交往中的一块绊脚石。

青少年应该在初高中时期就培养自己处理好人际关系的能力,具有良好人际关系的人,总是表现出有积极意义的态度和行为,如友好、信任和支持,也能以谦虚、诚恳、宽厚的态度对待他人,不计较他人的过失,容易为他人所接纳。

(6)体像问题

青春期是青少年自我意识逐渐加强的时期,他们开始并且十分关注与自身有关的一些问题。假如青少年的身体形态不同于他们的同龄人,就会产生体像问题。青少年处在身体骤长的高峰,有一个从不协调到协调的过渡时期,仿佛作家安徒生的童话《丑小鸭》所描绘的,丑小鸭在变成白天鹅前,也嫌自己丑,并且不知道自己会变成什么样子,因而离群索居,不喜欢自己,由此而导致心理上的困扰和不安。

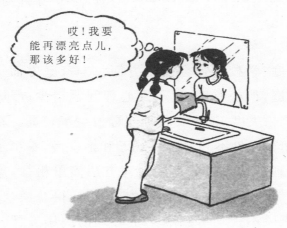

145

2.青春期心理问题的本质及影响因素

青少年时期是一个人一生中面临的第一个重大转折期,这个阶段的心理问题,从本质上说,是身心发展不平衡的问题。其中影响青春期心理健康的主要因素有四个方面:

(1)生理因素

青春期时生理发生着急剧的变化,性意识萌发并不断加强。这时青少年开始注意自己的容貌、体格、姿态、语言,对自身的缺陷和弱点十分敏感,身体的某些缺点或残疾,如高矮、胖瘦、容貌端庄与否、青春痘、口吃等均可引起心理不平衡,滋生自卑羞怯、敏感妒忌、孤僻乖戾、恐惧焦虑等一系列心理问题或心理障碍。由于性发育和性意识的增强,对性的关注和欲求越来越大,同时也出现羞耻、不安感,这种欲求和不安的矛盾不断激化,会成为青春期心理问题的因素之一。

(2)环境因素

涉及家庭、学校和社会三个方面。①家庭方面。民主开放型的家庭,严松有度,其子女心理问题较少;严厉或溺爱型家庭,严松失度,其子女心理问题发生率较高。在家庭关系方面,诸如父母不和、离异、缺乏和谐友爱,都可造成青少年不良心理。②学校方面。教育方法简单粗暴,惩罚挖苦学生,会严重挫伤学生的自尊心,使其变得冷漠,自暴自弃。校风、班风不正均可影响学生心理的健康发展。③社会方面。如社会的不良风气,腐朽的意识观念,黄色淫秽书

146

刊、传媒、毒品的诱惑等均可造成不良的诱导作用,使之产生高度紧张、焦虑、消极颓废等心理。

（3）学习压力

繁重的学习压力会使那些基础欠佳、学习松散、学习方法不当的学生产生适应不良,日久易出现心理失调,产生"破罐子破摔"的思想和行为。

（4）心理冲突

青春期心理冲突主要表现为学校教育与社会现实的冲突以及期望与现实的冲突两方面。

健康小窍门

青少年自我意识尚未成熟,可塑性大,可接受性强,若能给予恰当的带有启蒙性、准备性、基础性的引导和帮助,青少年的行为能力就会迅速发展起来,并产生长久的影响,乃至影响其一生。所以青春期心理问题的疏导显得尤为重要:

1. 克服自卑心理

所谓学习中的自卑心理,就是一个人对自己的智力、学习能力及学习水平作出了偏低的评价,总觉得自己不如别人、悲观失望、丧失信心等。正如荷兰哲学家斯宾诺莎所说,由于痛苦而将自己看得太低就是自卑。造成学生学习中自卑心理的原因,主要有以下三种。第一种,对自己认识不足,过低估计自己。有学习自卑感的学生大部分性格内向,这些人感情脆弱,体验深刻,多愁善感,而这些人又多数愿意接受别人的低评价而不愿意接受别人的高评价,易拿自己的短处与别人的长处相比,因而觉得都是自己不如别人,越比越泄气,就会产生自卑感。第二种,消极的自我暗示抑制了自信心。青少年特别注意自己与别人的关系以及别人对自己的评价,因而自我意识和自尊心比较强,表现为多思善虑、多疑,性格内向的人因自我认识不足,常常觉得"我不行",由于事先有这种消极心理的暗示,就会抑制自信心,增加心理压力,在学习中缩手缩脚,处于消极防范的紧张状态中,唯恐当众出丑。第三种,挫折的影响。有的同学

经过几次考试失败后,就觉得自己是个"低能儿",特别是对学得差的学科,一提考试就胆战心惊,垂头丧气。这类学习中的挫折对于性格内向的人尤其感受强烈,若其意志力低,容易变得自卑。自卑是一种性格上的缺点,是一种消极的心理状态,是继续学习和实现理想的心理障碍,易使人们在困难面前不战而败,望而却步,严重者甚至会颓废、落伍、心态扭曲,可以说危害是很大的。

自卑心理并不是不可以改变的。首先,正确估计自己,培养自信心理。造成自卑感的一个重要原因就是对自己认识不足,过低估计自己,因而要克服自卑心理,就要先解决思想认识问题,尺有所短,寸有所长,每个人都有长处和短处,因而我们要学会全面地、辩证地看待自己,对于有自卑心理的人来说既要正视自己的短处,也要挖掘自己的长处,发挥自己的长处,扬长避短,扬长补短,以提高自信心,提高

自我评价的能力,克服自卑感。然后,与自己较劲,选准突破口,获得一次成功,自卑者的一个口头禅是"我不行"。要克服自卑感就要避免这种消极的自我暗示,要自己给自己鼓劲:"我行,我一定能行!"并在导致自己自卑的学习问题上选一个突破口,获得成功的心理体验,这是成功消除自卑感的一个重要手段。最后,最重要的是积极补偿,以勤补拙,所谓补偿就是发挥自己的长处弥补自己的短处,以消除烦恼和痛苦的情绪。数学家华罗庚说:"勤能补拙是良训,一分辛苦一分才。"人与人之间的智力差别不是很大的,勤奋才是成功的必要条件。因而,有些自认为智力差的人,为了使自己的成绩达到与别人同样的水平,就应付出比别人更多的劳动来"补偿"自己先天的不足。

149

2. 学会正确的人际交往

人际关系问题是人们社会生活中的重要内容之一,人际关系状况与人们的心理健康密切相关。而青春期人际关系问题尤其令人关注。青春期人际关系常见情况有:在与他人接触时出现的回避与畏惧,明知没有必要,但仍然不能防止焦虑的出现,并伴有一定的自主神经症状(紧张、心慌、出汗等);在公共场合与他人接触、害怕与他人目光对视,或怕在与人相对时被人审视等;或者由于成长中的烦恼、年轻害羞心理及社会交往经验的不足,得不到他人的认同等,如有的青少年会对自己的长相不满意,认为自己家在农村,父母没有文化,经济条件不好,说话时脸红,感到自己什么都不如别人等。

　　另外,常有家长反映,一些成绩比较不错的孩子,却往往有一些小毛病:拖拉、粗心、依赖、逆反、怕吃苦、不合群、注意力分散……这些都是表面现象,其实反映了孩子深层次的问题——消极的自我意识、缺乏人际沟通技巧等等。

　　晓燕聪明伶俐,从小就习惯了周围同学、老师、朋友对自己的赞美,认为自己是个了不起的人。在班级里,她根本不与成绩差的同学来往,甚至连话也不愿意与他们说,而对与她成绩差不多的同学,也当做竞争对手,因而与自己真正要好的同学极少。渐渐地,在同学心目中她成了冷漠、自大、自私的代名词。整个初中、高中阶段,晓燕都是孤立的。

　　那么怎样调整自己的心态,使自己能从容大方与人交往,建立融洽的同学关系,让自己变得受欢迎呢?

　　(1)积极地参加社交活动和集体活动

　　因为社交和集体活动是最普遍的社会实践,在这些实践活动中,无论是组织实施,或是与人的接触、交谈、合作,都可以增长见识、积累经验、增强才干、提高胆量和信心,逐渐改变孤僻、内向等性格,缓解活动能力增强与知识、经验不足的心理矛盾。

　　(2)只有与人接触、交谈和相互了解,才会萌发感情和建立友谊,才能找到知己

　　当人全身心地投入集体活动中时,同学的友情,集体的温暖,娱乐的兴奋,会令人忘却生活中的烦恼、压力,也没有了不安全感和孤独感,不仅有利于心身放松,更会因此建立情绪的良性循环,促进心理健康。

　　当然,人际交往中的技巧也很重要,它可以帮助自己缩

短与别人之间的距离。首先,需要有自知之明。例如,在期末评三好学生时,有些人只看到自己的成绩和别人的不足,却看不到自己的缺点和别人的成绩,因而一旦自己评不上,便埋怨干部和老师,责怪同学与好友,或疏远他们,或心情烦躁、激动而易与人争吵,影响人际关系。所以,每一个人都应当经常正视自己的长处和短处,自觉地调整好个人行为与社会要求之间的关系,做到"己所不欲,勿施于人",只有这样才可能建立好的人际关系。其次,要体会和观察别人的需要。由于动机的不同和兴趣爱好的差异,你喜欢的别人可能厌恶,你厌恶的别人偏喜欢。因此,在人际交往中,若能多站到对方的位置上,设身处地替别人想想,"将心比心"可使人减少许多误会和不愉快的冲突。再次,要尊重

151

和信任他人。在交往中,只有尊重和信任他人的人,才能赢得别人的尊重和信任,成为受欢迎的人。反之,骄傲自大、目中无人或对人疑心重重、左右不放心的人,是无法与人处好关系的。要做到这点,最容易的方法是学会做"忠实的听众",因为认真聆听别人讲话,是对别人最起码的尊重,能耐心地听人说话的人,也往往是个受欢迎的人。第四,不要过分注意别人对自己的评价。不少人害羞、怕与人交往、畏惧参加集体活动,其内心活动就是怕自己做不好,怕别人笑话,因而以"回避"与人交往的方式来保护自己的"自尊"。实际上,人无完人,即使同一件事,不同的人也有不同的看法。所以,从伟人到平民,每一个人都会受到别人或好或坏、或褒或贬的评价,而且,多数情况下,人们喜欢评价别人的不足之处,也由此,不少人就被别人的口水活活淹死了。

因此，对别人的评价自己要有主见，既不为别人的赞扬而过分欢喜，也不为别人的贬低而焦躁不安，甚至心灰意冷，而要做到"有则改之，无则加勉"，坦然处之。第五，为人要光明磊落，不背后议论人，不当"长舌妇"搬弄是非，使别人感到你可信、可亲、可靠、可敬。

3. 正视理想与现实的矛盾

青少年大多有远大的理想，对未来充满幻想和希望，对一些具体事情，如读书、工作、婚姻等方面，常会为自己设计一番，然而最终能否实现却受到诸多现实条件的限制。因此，青少年应很好地认识理想与现实之间的矛盾，承认它、接受它。要知道光明的前途中总是布满了坎坷的，人的一生，挫折和冲突是无法回避的。遇到此情此景，千万不要钻牛角尖，要坚信胜利总会来到。

乐观是青少年保持情绪健康的金钥匙。青少年要自觉地磨炼自己，培养坚强的意志和良好的心理素质，针对自己容易受刺激而发生冲动的特点，学会控制情绪，养成按照理性而行动的习惯。即便在理想与现实发生冲突时，也要保持一颗平衡的心。

4. 丰富自己的业余生活

青少年在青春期会面临许多矛盾和不顺心，心理会产生压力，排除这些心理压力的一个最好办法是要丰富精神文化生活，陶冶情操，培养豁达的心胸，扩大兴趣范围，如利用闲暇时间，开展一些有益的文娱活动，如唱歌、跳舞、下棋等等。这样可以增添他们的活力和情趣,使他们的生活充实丰富、生机勃勃。若能拥有一项或多项自己有兴趣而又擅长的爱好,那是再好不过了。如有人能写一手好字,或打得一手好乒乓球,这无疑会给他们的人生增添无穷的乐趣,也利于其建立自信,增强社会适应能力。

另外,利用业余时间读自己喜欢的书籍、报刊,以读书为乐,既可以排遣烦忧、愉悦心情,又可以获取知识、增长智慧、启迪思想,有利于青少年的身心健康。

总之,青春期是人生中极为重要的阶段,青少年具有很大的可塑性,我们要多理解和关爱他们,培养和发扬他们的优点,加强家庭、社会和学校的协同作用,为青少年创造良好的生活和发展环境,促进他们的心理健康,帮助他们顺利地度过青春期,使他们的身心健康地成长。

153

5. 我的情绪我做主

维持稳定的情绪状态,是一个人心理健康的晴雨表。学会调节和控制自己的情绪,可以从以下几点着手:

(1)培养自己乐观的生活态度

无论遇到什么困难和挫折,都要以乐观、积极的态度去面对,相信问题总会有办法解决的,从而勇敢地面对现实,努力进取,永不失望,对前途充满信心和希望,持这样的乐观态度往往会产生积极情绪。

(2)合理地疏导积存在心中的不良情绪

比如,可以向知心的朋友倾诉自己的苦恼和忧伤等等。这样做,有助于消除心中的烦恼、压抑,从而达到心平气和。

这种疏导对心理健康是有益的。

（3）善于理智地控制自己

青少年的种种要求和愿望，都应符合社会道德和规范，否则就要用理智打消这种念头，不能苛求社会与他人满足自己的一切愿望。这样做对维持心理平衡，培养健康情绪有好处。

6.一定要爱自己

一个人的魅力所在并不全是在于拥有美丽漂亮的外表，而更重要的是在于他所透露出来的青春阳光的个性，在于他由内而外所显现出来的自信。因此，在生活中，在交往中，有没有令人艳羡的外貌并不是最重要的，最重要的就是你能不能接纳自己的现状，充满朝气、充满信心地去追求自己的梦想。

六、伤害，请离"花蕾"远一点
——青少年性骚扰与防范

青少年遭受性骚扰事件在国内外屡见不鲜，男教师、邻居或者熟人常常利用从属关系或相处环境进行性骚扰，对这类性骚扰如不及时有效排除，很可能发展为性侵害。青少年是祖国的未来，同时又是社会中的弱势群体，他们不但身体稚嫩，而且心理发育也远未成熟。由于对社会和人的复杂性缺少认识,难以具备应付意外事件的能力,因此,当他们面对性侵犯时,显得特别无助。

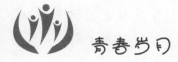

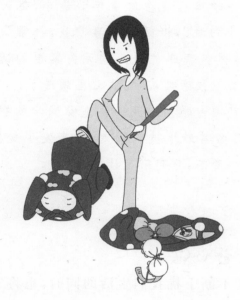

无处不在的性骚扰

张琪(小学六年级学生):最近被色情短信轰炸得让我快发疯了,一个号码是1308809××××的手机经常三更半夜给我发来短信,要回忆与恋人亲热的瞬间,还希望我能和他探讨亲热的技巧。

郑素红(小学五年级学生):我在坐公交车时受到过骚

扰。有的叔叔总爱往我身边挤，我很烦，可是没有办法。我的同学在坐车时也遇到过这种麻烦。

马严（初中二年级学生）：我家住的地方很偏，小路弯弯曲曲，很僻静，一次放学路上，一个人看见我走过来就把裤子拉链拉下，我吓得大喊，后来一走这条路我就害怕。

张凡（高一学生）：我在班里年龄最小，每天蹦蹦跳跳，大家都叫我"小白兔"，老师们都喜欢我，经常找我谈话，可有的男老师总是把我叫住说一些无关紧要的话，一边说一边捏我的脸，看似很亲切，其实我心里烦透了。

王相飞（某中专学生）：我们寝室女同学的短裤、乳罩等物品经常会莫名其妙地被人拿走，后来发现是校外的人拿的，那人还是个变态，想起来就让人恶心。

青春心结

性骚扰在不断干扰我们生活的同时，也将它的魔爪伸向了一朵朵毫无防备、含苞待放的花蕾。身边的威胁无处不在，我们该怎么办？

青春解码

性骚扰是性行为权力的滥用，通过直接或间接的行为、语言、形体暗示和挑逗，在工作场所或其他公共场所欺凌、威胁、恐吓、控制、压制或腐蚀他人,是性歧视的一种形式,也是人们对性的追求在某种程度上的扭曲。性骚扰表现为语言、文字、图像、电子信息、肢体行为等多种形式。

健康小窍门

防范性骚扰——勇敢向耶恶说"NO"

生活在这座城市,我们早已习惯了被发达通讯包围的状态。手机、短信、彩信、网络、视频……无数的刺激冲击着我们的感官,随之而来的大量不良信息却干扰着我们的生活。

157

首先,面对这样的短信或是电话我们应该采取回避的方式:避免回复;如有继续骚扰可向电信、联通或是移动公司投诉,让其工作人员屏蔽该号码的所有短信;情节严重者,留足证据后可直接向公安机关报案,还可申请注销该号码。

其次,面对公交车上的性骚扰千万不要退缩,何况不是你的错,不要觉得有丝毫的不好意思。应大声斥责"请将你的手拿开!""你要干什么!"大声地向周围的群众大喊求救;还应狠打其手,也可以告知同行的伙伴。总之一定要引起公众的注意,使侵犯者知难而退,对情节恶劣的可及时报警。

对于偏僻小道上的性骚扰,平时要多约上几个同伴一起行走;如果同一个侵犯人长期埋伏在此地,可告知老师和父母并及时向当地警方报案。像张凡这样遭遇教师性骚扰的学生,自己必须先坚决表明拒绝的态度,另外加强警惕,尽量避免和有此行为倾向的老师单独待在一起,并且及时告诉家长,由家长出面向校领导反映此现象。

七、"未婚妈妈"不属于我
——了解避孕知识

从全世界范围看,随着青少年性成熟的提早,社会性观念的改变,各个国家都存在与青春期有关的问题,如早恋、婚前性行为、少女怀孕、流产等,给青少年带来痛苦,对未来的婚姻和生育也造成了不良影响。少女怀孕是全球流行的现代社会病,近年来也呈现逐年上升和低龄化的趋势。它严重危害青少年身心健康,已成为当前世界普遍关注的生殖健康问题之一。

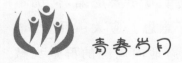

青春岁月

一个妇产科医生的日记

时隔几年,我依然清楚地记得去门诊实习的第一天的情景,不是我的记性有多好,而是那天看到的两个女孩让我震惊。那是一个周六的早上,我早早地来到妇产科门诊,等待着老师的到来。我看见两个比我小许多的女孩背着书包,早早地就在诊室门前等着了。从她们的外貌和打扮来看,也就十六七岁吧,应该还是中学生。看见她们很紧张,也很无助,我打算走过去跟她们简单地交流几句。可就在我准备靠近她们的时候,她们却极度恐慌地逃走了。后来我在老师的诊室里又看到了她们。原来她们是因为这个月月经没来而来医院

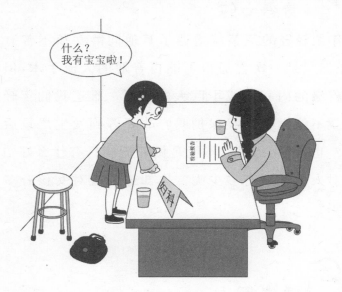

的。我当时心想这有什么好害羞的啊,可能是高中学习压力太大吧,毕竟我中学时就曾因为压力而暂时闭经。但后来的诊疗过程却让我彻底震惊!原来有个女孩怀孕了。她叫芊芊,今年17岁,是某中学高二学生,大约一个月前在朋友生日聚会上喝醉酒后与男友偷尝了禁果。

　　女孩的恐惧、无助、紧张我看得一清二楚,她哀求我的

老师一定要救她,不能让老师和家长知道这件事情。就在第二周的同一时间,在一个女同学的陪同下女孩早早地来到人工流产室。在女孩休息的时候我过去看了她,稚嫩的脸蛋上挂着泪珠儿。如此年轻的生命怎能承受如此之重?

 青春心结

年纪轻轻的芊芊就遭遇了其他同龄女孩不曾有的伤痛,虽然只是一次普通得不能再普通的人流手术,但却给芊芊稚嫩的内心造成了巨大的伤痛。难道我们年轻的女孩们就不能学会自我保护吗?非要等到发生严重后果才后悔?也许你会觉得"不就是做人流嘛!有什么好怕的!"可你对人流了解有多少呢?你知道人流对女孩有多大的伤害吗?

 青春解码

1. 什么是青少年妊娠?

青少年妊娠是指 19 岁以下少女过早妊娠的现象。它以未婚者居多,是青少年性行为的直接后果。有性行为就有妊娠的可能。如果性交正好在排卵前后的易孕期,那么即使只有一次性行为,也会怀孕。青少年妊娠导致的不良后果主要是人工流产、不良生育结果及生育危险。

青少年怀孕,男女双方都要承受很大的心理压力,因为青少年婚前同居甚至妊娠,是被社会大众当做不光彩、不道德的事,常会遭到亲戚、朋友、家人的非议,遭到社会舆论的谴责。因此,妊娠少女及其男伴常有紧张感、罪恶感,生怕他人知道,严重影响生活和学习。通常女方害怕老师和家长知道,或因怕被周围的人发现自己怀孕,总是躲躲闪闪,不敢到医院而延误就诊时间。许多女孩们也不愿把这件事告诉当事的男孩,即使告诉了男孩,年轻的男孩也不知该怎样面对事件后果。所有的这一切,都使怀孕的女孩显得更加无助和害怕。况且这个年龄的女孩一般还是学生,即使不是学生也没有足够的能力养活自己,更不要说养活一个小孩。再加上未婚生育是非法的,这就使得少女妊娠的绝大部分结局是人工流产。

2. 人工流产的危害

"她叫 SHE'S,是目前国际知名的人流品牌,无痛、简单、快捷,能将伤害降低到最小······"

这是某医院的人流广告,时下像这样的关于人流的各种广告层出不穷。而且,似乎技术也越来越成熟,由传统的人流到现在的无痛人流,由多种并发症到现在的"安全""无副作用"。这是不是在无形之中给人们一种暗示:意外怀孕了不要紧,方便快捷的无痛人流帮你解决烦恼。而放松避孕的警惕，只顾一时激情，怀孕了再想办法。面对种种事实，我们不得不开始考虑，对人流的不正确认识究竟将我们引进了一个怎样的误区？

人工流产是指通过手术器械，用人工的方法，在12周以内使妊娠终止的手术，又叫早期妊娠终止术，是避孕失败后所采用的补救措施。所谓补救措施就是不得已而为之，根本就不是什么良策。怀孕12周以内的人工流产尽管相对安全，但并非绝对安全。其实人工流产的并发症又何止术后感染啊！

人工流产具有一定的危险性，并不是人们所想象的那么简单，也没有广告所说的那么安全。就好像是在子宫内做了一次大扫除。人工流产可引起子宫出血，也可引起子宫穿孔，有时也会因为流产不全或操作不当而引起人流后感染，还可引起宫腔积血，严重的可发生羊水栓塞甚至威胁生命，也有部分人发生人工流产综合征。这些还都只是人工流产在手术时或者手术后近期内可能出现的。也有一些长期的影响让我们防不胜防，比如说子宫内膜异位症、宫腔宫颈粘连甚至是继发不孕。

除了生理病理方面的影响外，青少年妊娠对其心理的影响同样不可忽视。当身心受严重损害后，不利于今后优生，未婚先孕、人工流产易导致当事人的身心受到严重损害，出现忧郁、焦虑、紧张、不安等不良情绪，部分少女出现自我厌恶、自卑，甚至出现心理障碍以及自杀倾向等，给当事人的恋爱、婚姻和家庭生活带来难以消除的阴影。再孕后，这些负面情绪通过中枢神经及内分泌系统影响胎儿的发育,严重者可导致胎儿畸形。这些还会增加社会不安定因素。在现实生活中,未婚同居、始乱终弃的现象时有发生,由此导致女孩受伤、自杀等事件发生。

3. 促进生殖健康——青少年要科学的"性"

当前,由于社会经济的飞速发展及对外开放,尤其是西方世界性解放的风波冲击,使某些青少年抛弃了传统道德对性的约束,引发了婚前性行为等一系列社会问题。许多年轻的少女,在缺乏性知识的前提下,轻易地未婚先孕,轻易地接受人工流产,对于生命的价值观抱着轻视的态度,丝毫不考虑人工流产可能带来生理和心理上的负面影响。

163

我们分析了这么多青少年妊娠与人工流产的危害,其目的在于,希望咱们青少年在人生的道路上自尊自爱,要学会保护自己,要有科学的"性"!我们都知道早熟的果子往往是苦涩的,在男女交往中应保持清醒的头脑,注重发展友谊,珍惜青春岁月。同时,由于青少年缺乏避孕知识和相应的生殖健康服务,增加了非意愿妊娠、过早妊娠、艾滋病与性传播疾病感染以及不安全人工流产的机会。所以,我们大家都要一起行动起来,共同关注青少年的生殖健康。共同努力,提高青少年的性知识水平,增强对性生理变化的适应力,以预防身心疾病的发生;传授社会道德准则,帮助青少年建立正确的性观念、性态度和性行为观念,增强责任感,防止婚前性行为的发生。

健康小窍门

青春期的年轻人，一方面由于好奇心，另一方面受到外界多种因素的影响，欲望难以抑制，这时候我们需要一种适合自己的避孕方式。

1.知己知彼,百战不殆——常用的避孕方法

目前有很多种避孕方法，以下仅就一些常见的方法作简要的介绍。

（1）时代的新宠——安全套

安全套，又称"避孕套""阴茎套"，以其避孕、防性病两大功能"风靡全球"。目前在众多的避孕措施中，只有它可以更多地起到防止性病传播的作用，而且安全套没有任何化学副作用，很少有人会过敏。究竟我们应该怎样使用安全套呢？

①首先选择一个合适自己阴茎大小的安全套，注意外包装上的有效日期，过期的一定不能再用。将包装袋里的安全套轻轻推向对侧，小心地在远离安全套的一侧撕开包装，注意不要损坏安全套，避免用牙咬或用剪刀剪。正确识别里外，手捏顶端突起部分时，安全套是向上、向外卷边的。

②待阴茎勃起后，接触女性生殖器前戴上安全套。安全套的顶端有一个突起的小囊，是储存精液用的，用一只手的拇指和食指捏着小囊，将空气排尽，然后将安全套套在阴茎头上。另一只手将安全套向阴茎根部逐渐展开。小囊处

要留有潜在空间但不能有空气。戴的过程中要注意,一旦发现安全套有小孔或破损应及时更换。

③射精后,在阴茎还未疲软前,用手稳住安全套的根部,然后小心地从伴侣的体内退出,这个过程中要注意不要让精液从套内溢出或滑落在伴侣体内。

④最后将安全套小心地从阴茎上取下,检查是否有破损。

⑤将使用过后的套子妥善处理,打结、用纸巾包住扔进垃圾桶里,切勿扔进马桶或者是随处乱扔,也不要重复使用。

（2）不得不爱的药物避孕

165

避孕药避孕的原理主要是通过抑制排卵或者是影响子宫内膜、宫颈黏液、输卵管等的功能而起到避孕的目的。避孕药的主要成分是人工合成的雌激素和孕激素,可分为口服药和针剂两种,有短效剂、长效剂、缓释剂及紧急避孕药等。

一般大多数人是口服避孕药,如果口服引起胃肠不适,这时也可以打针。在没有防护的性生活或避孕失败后,如忘记服药、避孕套穿孔、发生了强奸等几小时或几日内,为防止非意愿妊娠的发生,我们可以采用紧急避孕,但口服紧急避孕药只提供一次性的避孕保护,只对此次性行为有效,不能经常使用。我们要根据具体情况合理选用避孕药。

（3）永恒的经典——宫内节育器

宫内节育器是我国妇女的主要避孕措施,它是一种安全、有效、简便的避孕工具,目前是大多数女性常用的避孕方法。问问我们的母亲,她们几乎都知道"安环""取环"是怎么回事。

八、一个人的伊甸园
——性自慰行为(手淫)

在有关青春期男生性问题咨询中,性自慰问题占了主导地位。以前有关性自慰的说法很多,不少人认为"性自慰有害健康",咱们青少年对性自慰缺少正确认识,常常为此而感到烦恼。受性自慰困扰的青少年一方面觉得这种行为是可耻的、不道德的;另一方面又总是克制不了自己,性自慰后为自己的行为自责,产生悔恨、焦虑。在负罪感压力下,许多年轻人心理负担很重,工作和学习受到极大影响。自慰真的那么不好吗? 我们应该怎样正确认识性自慰呢?

166

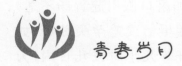
青春岁月

不能说的秘密

小刚今年 14 岁,刚上初二,一直以来他都是一个好孩子,活泼伶俐、品学兼优,深得家长和老师的喜爱。可最近他却总是注意力不集中、无精打采,也不和人交流了,成绩也慢慢地下滑。经过深入的交谈得知,原来小刚最近有很重的心理负担。大概是一个月前，小刚偶然看到一些女人的裸照后，那些照片便深深地烙在了他的脑海里，每当夜深人静的时候，那些影子便会在脑海里浮现，有一股无形

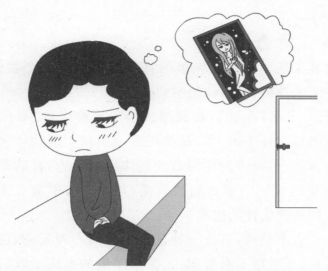

的力量驱使着他用手抚摸着自己的生殖器，每次他都能感受到一种以前没有体会过的愉悦，但同时他又担心自己的行为被父母、同学发现，他不知道自己这是怎么了，难道是得了什么病吗？

 青春心结

　　或许很多人都有过这样的经历。孩提时候总是喜欢用腿夹着被子或者枕头睡觉，似乎只有这样才会睡得舒适，不管睡前怎样调整姿势醒来总会发现处于这个尴尬的姿势。父母会说我们的睡姿不雅，想尽办法让我们改正，其实自己

也觉得不好意思。可却没有办法,经常会怀疑自己是不是得了什么病。

青春解码

这其实是一种潜意识里的将身体依附于某个物体上,挤压外阴来获得快感,就是咱们经常说到的自慰。

自慰,又名"手淫",在我国多形象地称之为"自渎""手活""打飞机""打手枪"等,是指用手或借助不同物体来兴奋自己的性器官,以得到性刺激和性快感的行为,目的是引起性乐趣而不必一定要达到性高潮,并在实践中常常伴随着创造性的或模仿性的想象。

性自慰不是病,只是一种正常的生理心理反应,随着身体的发育,性能量不断蓄积,正像水库里的水满了以后需要放水一样,体内的性能量也需要得到释放。手淫本身对身体是没有任何害处的,相反地,它合理地释放了性能量,是有利于青少年身心健康的。

从现代医学来看,手淫是性冲动时自我发泄性欲的举动。男女到了青春期后,在性激素的影响下随着正常的性的发育都会自然地产生性冲动和性欲望,作为一种本能会好奇地手淫,是一种正常的生理现象。由于青春期少男少女的性能量处于一生中最高的阶段,而这一阶段到能合法满足性的要求(结婚)往往还有七八年或更长的时间,这就造成了一种性发育的饥渴状态,所以自慰便成了一种合理解除性紧张的方式。

健康小窍门

　　青少年时期是人生的关键时期,我们应该努力学习知识,培养自己各方面的能力,形成积极向上的生活态度。自慰要做到合理而适度。不因好奇而尝试,不以发生而懊恼。

1.将注意力集中在学习上

　　用在学习上的精力和时间多了,其他方面的精力自然就会相应减少。

2.培养良好的兴趣和爱好

　　课余时间多参加一些自己喜欢的活动,把性能量通过其他的方式释放出去。同时要与自己以外的世界多接触,这样可以转移注意力,因为当一个人独处时,心理活动就会朝向自我,范围变窄变小,常使自己陷于某一方面不能自拔。

3.养成良好的习惯

　　在日常生活中,要尽量避免对性敏感部位的刺激。如内衣裤不要太紧,保持外阴部清洁。晚上不宜过早躺在床上,早上醒后不要赖床。

4.控制自己的好奇心

　　青少年时期好奇心重,自我控制力差,易受外界的影响,切莫因为好奇而去尝试。自觉抵制黄色书刊、淫秽影视等,以免诱发性刺激。

5.选择可靠的渠道获取性知识

各种报刊、杂志、网络、小说等里面都有关于性方面的内容,但这些资料参差不齐,有些甚至是一些错误的观点。我们要在老师家长的指导下选择正确的知识,切不可盲目相信。

九、我思想不洁吗——性梦的困扰

中国人曾认为性梦是"狐狸精缠身的结果",这个传说再加上过去人们将"性"视为"肮脏""不道德"或"罪孽",自然地,人们对于性梦便有了偏执的看法。有些人把性梦与现实相混淆,以性梦为耻,处在不断地自责与懊悔之中,严重影响自己的情绪与行为。其实性梦人人都有,无须太紧张,性梦也并不是思想不洁,个人是没有责任也不需要自我谴责的。

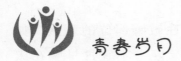

青春岁月

露露的"春梦"

露露是一个懂事的女孩,文静、乖巧,但今天早上醒来她却非常恐惧。原来昨晚她梦到一些旖旎的情景,梦里她和一个男人发生了性关系。她很害怕,觉得这种梦不是好女孩会做的,她担心自己是个坏女孩,担心自己道德败坏。但她不知道该怎么办,也不敢把这件事情告诉家长和老师,因为她害怕大家认为她不是好孩子。

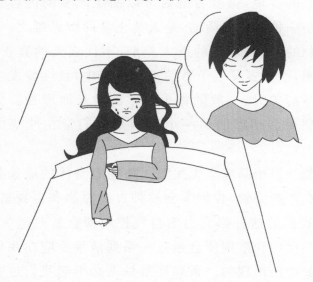

171

 青春心结

　　每个青春期的男孩女孩都会做梦,可是你做过像露露这样的梦吗?相信类似的梦大多数男孩女孩都有过,有人会叫它"春梦"。

　　日有所思、夜有所梦,做了"春梦",好多人都会难为情,我究竟是怎么了?

青春解码

性梦是指在睡眠状态时出现的与性活动、性刺激或性信号相关的梦境,做梦者醒后可以回忆起梦的内容。性梦的本质是一种潜意识活动,是人类正常的性思维之一,是不由人控制的,梦和现实的巨大差别,不代表人的真正意愿。统计表明,性梦多发生于男性青少年当中,且性梦发生率有明显的年龄差异,一般随青少年年龄增长而增加。男性对性梦感到更多困惑的另一个原因是他们常在性梦中发生遗精。

172

性梦与道德品质毫无关系。伴随着身体的成长我们的心智也在不断完善,我们学会种种自我控制和自我禁忌,但熟睡后我们的这种强有力的自我控制便会暂时消失,于是性的本能反应和欲望便会通过一系列情景反应在我们的梦里面。梦中所出现的一系列性禁忌不必引起我们过多的慌张和不安,因为它们毕竟只是梦,并非真的想要实现那些禁忌的性活动。

当然,任何一件事物都存在一个度的问题,性梦也不例外。偶尔为之不足为奇,但如果经常发生,并已经严重影响到自己白天的学习和工作,这时就要重视了。

健康小窍门

总的来说,对于性梦,我们不必为自己的经历而焦虑和羞怯,应顺其自然,把主要精力放在学习和工作上,多参加社会活动和体育锻炼,减少对性的关注,分散自己的注意力,自然而然就会得到缓解。

十、涩果难食,覆水难收——早恋的烦恼

青少年早恋,已成为一个无法回避的话题。早恋犹如品尝青涩的果实,苦苦的、涩涩的。美好纯真的爱情是幸福的,而失恋带来的却是无尽的痛苦和难以自拔的困惑。有些孩子会做一些给自己或他人带来伤害的事情,甚至轻生。由于咱们青少年还在发育阶段,心智也不成熟,不懂如何才算真正的爱情,也不懂如何去珍惜,因此,这种朦胧的感情大多以失败告终,我们应该正视早恋的问题,注意保护自己的身心健康。

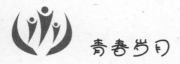

青春岁月

李阳的早恋经历

在上初一时,成绩优秀的李阳是班上的尖子生,而到了初二,班上一名漂亮的女生引起了李阳的注意。他开始分心了,整天想着这名女生。一开始一连五六次邀约女孩

出来吃饭,都遭到了拒绝。可李阳不死心,在坚持了约一个月后,这名女同学终于出来了。从此,他们的关系一再升级。渐渐地,两人不再管学习而经常在一起玩耍。李阳的成绩从班上的前几名一下子降到三十多名。更让人想不到的是,几个月后,李阳竟和女友同居了。不久后,这件

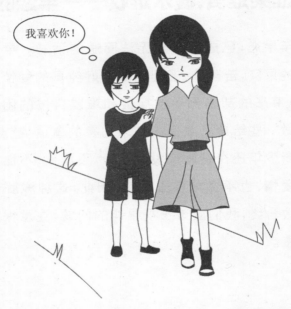

我喜欢你!

事让家长和学校知道了。在无法面对家庭、学校责问的情况下,李阳和女友不久便分手了,女友还很快转了学,再也没有了音讯。而李阳因为失恋受到严重打击,再也无心学习,从此整个人都变得非常内向消沉,老师和父母都没有办法了。

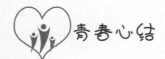 青春心结

这段看似美好的"恋情",最终以悲剧告终。现在的青少年,最热门的话题恐怕莫过于"谁喜欢谁"了,但这种似爱非爱的恋情又有多少能成为美妙的现实呢?青少年恋爱已出现了低龄化、普遍化和公开化的趋势。年少懵懂的孩子们,将来的人生之路还长,最后两个人也很难走到一起,早恋只会给双方留下伤害。

为何不等我们长大了,懂得如何去爱的时候,再轰轰烈烈地去爱呢?

175

 青春解码

1. 中学生早恋的原因

第一,孩子们已经长大了,伴随着生理与心理上的需要,难免对异性产生"爱恋之情"。少男少女之间的特殊感受,每个成年人都经历过,它是人的"自然属性",更是人成长过程中的需要。

第二,家庭环境的影响。如果咱们青少年在青春期缺少与父母的沟通,得不到父母的关爱和理解,致使他们产生强烈的反叛心理,就会很容易被同龄异性的关心所打

动,陷入早恋。

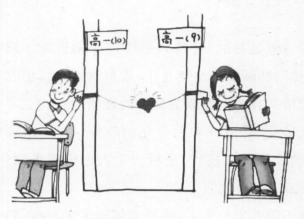

第三,社会环境的影响。有不少学生受部分文艺作品中那些风花雪月、缠绵悱恻的浪漫影响;热衷歌星、影星等花边新闻,耳濡目染,潜移默化,追求好奇,对恋爱行为进行简单模仿而陷入早恋。

2.早恋对青少年成长的影响

其实早恋并不全是不好的影响,主要看每个人的自控能力。影响有以下几点:

(1)影响学习和生活

有的中学生错误地认为"只要两个人志同道合,谈恋爱不会影响学习",或者认为"相爱产生动力,促进两人学习",这些都是极不客观的。实际上,早恋者往往以恋爱为中心,以对方为航向,感情为对方所牵制,学习很容易分心,成绩也就自然而然下降了。

（2）早恋更容易使人受到伤害

青少年态度还不稳定，恋爱中容易产生矛盾，心理上不成熟、脆弱且耐受力差，容易在感情的波折中受到伤害。有的青少年因早恋受挫怀疑人生，怀疑是否有真正的爱情，给自己的感情生活投下阴影，影响成年后的婚姻生活。

（3）早恋容易发生性过失

青少年性意识萌发，对异性欲望强烈，容易激动，感情难以自控，行为容易冲动，容易凭一时兴奋而不计行为后果，从而出现一些越轨行为，如婚前性行为、未婚先孕。这些行为一旦出现，会让当事者羞于见人，担惊受怕，即使当时不觉得怎样，但日后给他们造成的挫折感、自卑感是无法用语言来形容的，对成年后感情生活的影响，往往也是难以弥补的。

177

（4）早恋很难成功

由于早恋的盲目性和不成熟性使早恋极少走进婚姻。由于父母、学校的干预，加上两人感情不稳定，很快出现裂痕，升学、转学、工作等太多的因素都会使早恋草草结束。

健康小窍门

早恋是多方面的产物，我们应该怎样来面对早恋呢？我认为应从以下几个方面着手：

1. 要正确看待早恋

恋爱是由我们无法控制的荷尔蒙决定的,跟道德、年龄无关,不要因为早恋就背上心理包袱。由于早恋的隐蔽性和神秘性,一些早恋的中学生往往都是在私下接触和往来,他们自身也有一种负罪感,生怕被家长和老师知道,这对他们的健康成长十分不利。

178

我们应该认识到,爱人和被爱都是一件很幸福的事,只不过处在青春期的中学生生理和心理都不成熟,现在还不具备处理恋爱、婚姻各方面的条件。如果真正地喜欢一个人,就应当在各方面完善自己,努力使自己成就一番事业,为对方创造各种通向幸福的条件,更应该为对方着想,不能因为早恋而影响对方的学习和发展。我们青少年应当树立远大的理想和积极向上的人生观,多参加丰富多彩的文体社团活动,培养广泛的兴趣爱好,多多参与社会实践,就当这是在真正的恋爱开始以前进行的热身。

2. 要学会与异性正常交往

我们应该扩大交往范围,尤其是和异性的交往,在交往过程中注意掌握一个"度",不必过分拘谨,也不可过分随便;不可过分冷淡,也不可过分亲昵;不可过分严肃,也不可过分卖弄。总之应该与同性交往一样,做到真诚坦率、落落大方,同时也注意男女有别。这样就不会对个别的异性产生过分的好感。遇到同龄人有谈恋爱的情况,很容易在同龄人的带动下,进入早恋。这时我们要学会自己判断:这样做究竟对不对、该不该、值不值,客观地思考,作出理智的选择。如果早恋了,要尽早走出困境。

十一、把握好青春,勇敢说"不"
——婚前性行为

近年来,随着网络、传媒的迅速发展,各类涉及性的信息资源正日益影响着青少年的性观念,催生着他们的性冲动,成为他们性行为增多的"催化剂"。婚前性行为,目前正呈现着数量愈来愈多、年龄愈来愈小的发展趋势,它已成为全世界普遍关注的社会问题之一。

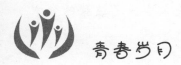
青春岁月

一则关于婚前性行为的采访

在一次记者采访中,一位网吧业主说:"如今,来网吧的绝大多数是青少年,不少青少年对性的认识已到了极为开放的程度。有个 16 岁的女孩一个月内就和几个网友发生过关系,有的甚至为了十块钱的上网费就可以和网友发生关系,更有女孩纯粹靠与人做爱维持每天上网聊天、打游戏的费用。"

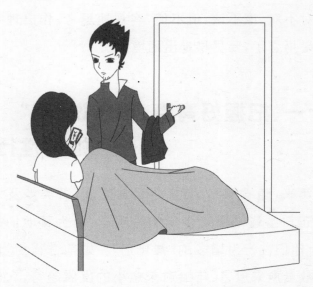

记者采访一些青少年时,不少人对婚前性行为之事习以为常,他们认为即使两个人不相爱,只要双方愿意,也可以发生,有的还把是否与网友发生关系当成了炫耀的资本。

 青春心结

现在关于性的观念也越来越开放了,"婚前性行为根本不算什么!""没有婚前性行为才是奇怪的事!"我们经常都能听到青少年说出诸如此类的话。

婚前性行为就这么好吗?难道真是这样吗?

青春解码

1. 为什么会发生婚前性行为呢?

简单地说,有以下几个方面的因素:

一是青少年出于好奇心和性体验心理;二是恋爱中双方过于亲昵,导致无法抑制性冲动而发生;三是性成熟期渴望性欲望得到实现;四是社会性解放的观念影响下,对性行为的顾虑减少所致;五是电视、网络等文化传媒的宣传刺激所致。

2. 它的伤害,你了解多少?

婚前性行为虽然使男女双方在性欲望和其他情感动机方面都获得了一定满足,但其产生的后果却极可能是他们无法承担的,尤其是女方,要承受更多的身体伤害和心理负担。例如,有的人在事后怕怀孕;有的很懊悔,惧怕败坏名誉;有的在接受人流手术时,不敢告诉家长,又怕手术痛苦;也有的害怕失恋后不易再找对象:种种担忧影响了正常的学习与生活。

青少年发生婚前性行为,避孕意识很淡薄,这样极易带来性疾病的传播。一些青少年在卫生条件很差的地方发生性行为,往往引起生殖疾病。更严重的是,据联合国人口活动基金会称,全球每天大约有六千名年轻人染上艾

181

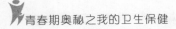

滋病,15～24 岁的人占了一半,女性更容易受到艾滋病病毒的感染。

欢快只是短暂的,最终受伤的还是自己。

健康小窍门

面对诱惑,如何珍爱自己?

182

首先,我们应该以正确的态度来看待婚前性行为,要自重自爱,对婚前性行为要多方面考虑,采取谨慎的态度,不能因为一时的冲动或好奇而发生。

其次,我们应该了解性知识,如果已经发生婚前性行为,我们也不能妄自菲薄,要学会保护自己,冷静客观地看待问题,避免对自己的身心造成进一步的伤害。

第四篇
解除青春期的常见病症

　　为什么总有些病症会在我们的青春期发作呢？我们经常会遇到长青春痘的同学，他们总是为痘痘烦恼不已，我们也经常会看到戴眼镜的同学，近视让他们学习、生活很不方便。除此之外，还有很多与青春期相关的常见病症困扰着我们的学习和生活。因此，让我们一起来学习和了解一下这些青春期的常见病症吧！

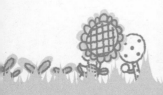

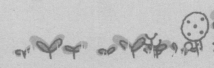

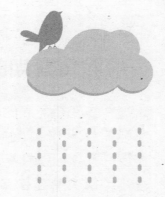

一、只要青春不要痘
——青春痘(痤疮)的防治

　　青春期体内的各种激素分泌增多,身体各个部位都处于高速发育的状态,而这些激素也会刺激毛发生长,促进皮脂腺分泌更多的油脂,如果油脂没有及时被清理,就会堵塞毛孔,造成毛囊发炎,青春痘就产生了。每个少男少女都特别爱美,青春痘无疑严重影响了自己的外表,经常都会听到同学们分享自己的"战痘"经历,可是痘痘还是如影随形地伴随着我们走过整个青春期。什么是青春痘呢? 让我们一起来了解一下关于青春痘的知识吧!

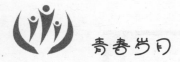

青春岁月

小燕的战"痘"经历

　　小燕发育比较早,别的女孩子还在和男同学一起做游戏,不分男女时,她就知道男女有别了。那个时候她的个子蹿得很快,在班上鹤立鸡群,走到哪都受人瞩目。可是随之而来的就是她脸上的青春痘。那个时候还是初一,小燕的脸上就开始有了几颗小痘痘。每天回到家,她就对着镜子照照,偷偷地挤一挤。刚开始脸上只有一两颗,挤完了就没有了。可是很快又长了许多,别的女同学都是光洁的脸,就她一个人长着痘痘,心情很是不好。那时她还是班上的文娱委员,一般有什么舞蹈总是她来跳。可是自从她脸上有痘痘后,就很少表演节目了。

小燕的妈妈心细,留意到女儿好像有心事,就问她怎么回事,是不是生理上开始出现情况?小燕摇摇头说是脸上有痘痘,难为情。妈妈去超市买了洗面奶,让她回来用用。洗面奶用了许多,开始是有效果,可是一停下来又会复发,而且更严重。

就这样周而复始,小燕的脸上还是不停地长出痘痘,她就挤,痘痘好了,脸上就是一个小坑。整个三年初中下来,小燕的脸上千疮百孔的,就像打了地雷战。小燕已经不再与同学打交道了,上课回答问题也是低着头,就连她最爱的舞蹈也不怎么跳了。

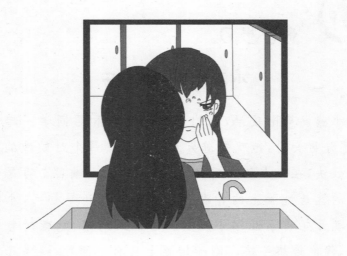

青春心结

也许大家都有这样的经历，本来一张朝气蓬勃的脸，却因为几颗痘痘而使形象大打折扣。可痘痘却怎么也打不败，看来"战痘"真成不可能完成的任务了。

怎么才能"只要青春不要痘"呢？

 青春解码

1.什么是青春痘？

187

青春痘，也称"痤疮""粉刺""暗疮"，因为它主要发生在生长旺盛的青春期而得名。它是一种发生在毛囊皮脂腺及其周围组织的炎症病变，是青春期的少男少女最容易患的一种皮肤病，青春痘在青少年人群中的发病率高达85%。好发于面部、胸背部，持续时间较长，而且容易反复发作，其形成的粉刺、丘疹、脓疱等皮肤损害，如未能及时治疗或处理不当，常遗留疤痕和色素沉着，影响美观。

2.青春痘的发病原因

青春痘的发病原因与多种因素有关，主要原因与青春期雄激素水平升高有关，而下列因素，如激素分泌异常、微量元素缺乏、睡眠不足、精神紧张、工作压力大等，还有环境污染、饮食结构不合理、细菌感染、劣质化妆品、日晒和湿热气候以及泼尼松、地塞米松等皮质激素类药及避孕药等可诱发或加重青春痘。

3.青春痘的表现

青春痘一般没有自觉症状,在炎症明显时,可有疼痛感或压痛。青春痘在不同的发展阶段有不同的皮肤表现,主要表现为:粉刺、丘疹或脓疱、结节或囊肿、疤痕和色素沉着。

健康小窍门

要有效地防治青春痘,主要应该做到以下几点:

1.清洁皮肤是预防青春痘的关键

彻底清除皮肤表面的油垢、灰尘和皮肤细胞碎屑等。脸上皮脂分泌过多,油腻明显的青少年应经常洗脸,保持脸部清洁。一般每日洗脸 1～3 次,宜用温水,应选择一些偏中性的洗面乳,这样有助于去除多余皮脂,有利于毛囊孔的排泄通畅和炎症消退。此外应选用具有抑制油脂分泌和抗菌消炎功效的护肤品,不宜使用油脂类及假冒伪劣的化妆品,也不应化浓妆,以免堵塞毛囊口。

2. 保持良好的起居习惯

生活要规律,经常熬夜或夜生活频繁的人,皮肤抵抗力下降,面部就易出现青春痘。同时,保证充足的睡眠,避免长期进行户外活动及在空气污浊的环境中久留。

3. 养成良好的饮食习惯

饮食清淡,避免食用油炸食物、奶油、冰淇淋、巧克力、肥肉、可可和咖啡类、糖果和其他辛辣刺激性食物;多饮水,并保持规律饮食;多吃一些新鲜的蔬菜水果,不但可防止便秘,还可及时将各种毒素和多余的油脂排出体外,是预防青春痘的有力武器。

189

4. 局部保护不可少

切忌挤压青春痘,挤压会扩大和加重病情,甚至遗留疤痕。同时,还应注意不用手触摸,以免引起感染。青春痘复发率很高,治疗比较困难。目前治疗青春痘,具体到每个人,治疗方法和治疗效果都可能大相径庭。最好的方法是和医生密切配合,寻找出最适合自己和最有效的方法。

总之,"战痘"是一个长期的过程,应根据自身的情况和配合医生的建议选择综合治疗,同时保持轻松愉快的心情,养成良好的饮食起居习惯,进行恰当的皮肤护理,积极地进行预防、治疗。

二、都是脂肪惹的祸——肥胖症

世界卫生组织已把肥胖症列为影响人类健康的十大主要威胁之一。现在生活水平提高了,父母对孩子可是一点都不吝啬,家里都养了个小胖墩儿,青春期肥胖已呈现逐年上升的趋势,很多人都以为"胖点没啥,这不正是身体好的标志吗?"实际上,肥胖会影响青少年的身体发育,导致心脑血管发病提前,也威胁着青少年的身心健康。因此,我们应该重视肥胖问题,学会合理管理自己的体重,促进身心健康发育。

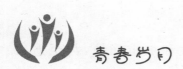

青春岁月

白胖小子有危险

一个母亲领着一个十二岁的小男孩到内分泌科门诊看病,我打量了一下这个小孩,他个子不高,白白的,很可爱,不过他真的是我见过这个年纪的小孩中偏胖的一个,估计有 150 斤。平时大家也许会称赞说:"这家小孩营养真好,白白胖胖的,真可爱。不像我家的小孩,饭都不肯吃,干瘦干瘦的。"待医生把化验报告单一看:"天啊,甘油三酯和胆固醇都这么高啊！……家长怎么给养的，小小年纪就有高血脂，而且有这么多危险因素，以后就会发展为高脂血症、糖尿病等等。"

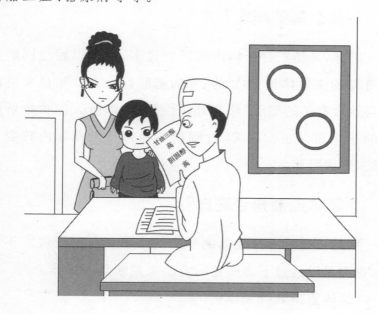

 青春心结

看来"白白胖胖"不一定就是好事，它会给青少年的成长发育带来更大的隐患。难怪现在患高血压、糖尿病的人越来越多了，看来都是肥胖惹的祸。那我们这些小胖墩儿该怎么办呢？不吃？减肥？我们现在正是需要营养的时候，怎么能不吃呢？还是要减肥呀！那多重才算合适呢？

青春解码

1.什么是肥胖症?

肥胖,是指贮存于体内的脂肪过多,通常以超过同龄人同身高的正常体重 20%的,称为肥胖症。青少年最常见的是与饮食有关的肥胖,称为外源性肥胖,即摄入的食物所产生的热量超过正常需要,过剩的热源营养素在体内转变为脂肪,形成肥胖。

2.怎样判断是否肥胖?

那是不是所有像上面例子中的小孩就是肥胖呢? 不一定,我们可以通过下面所述的方法来判断是否肥胖。

(1)体重指数(BMI)

体重指数的计算方法:BMI = 体重(千克)/〔身高(米)〕^{2}。国内以 BMI≥25 为肥胖标准,BMI≥28 为重度肥胖。国外多采用 BMI 25～30 为超重,BMI＞30 为肥胖,BMI＞40 为重度肥胖。

(2)理想体重(IBW)

理想体重的计算方法:IBW(千克)= 身高(厘米)－105 或 IBW(千克)=〔身高(厘米)－100〕×0.9(男性)或 0.85(女性)。一般体重超过 10%属正常,超过理想体重的 20%为超重,超过 30%为轻度肥胖,超过 40%为中度肥胖,超过

50％为过度肥胖。

（3）腰围和腰臀比

研究表明,一个人的身高体重指数即使处于正常范围内,但如果积聚过多脂肪,对健康也会造成严重威胁。因此,在衡量是否肥胖时,除了测体重和体重指数外,还应测量腰围和腰臀比。腰围和腰臀比主要反映了脂肪分布情况。腰围测量是经肚脐上 0.5～1cm 处水平绕一圈的长度,臀围测量是环绕臀部的骨盆最突出点的周径。一般来说,腰围臀围比的评判标准是:女性≤0.85,男性≤0.90。正常成年人腰围的标准是:女性<80cm,男性<85cm。如果腰围(男性>100cm,女性>88cm)或腰臀比(男性>0.9cm,女性>0.85cm)是向心性肥胖的诊断标准。

3. 肥胖症的危害

肥胖的危害是多方面的,并且随年龄增长其程度不断加重。肥胖对青少年会引起一系列生理损害,造成高血压、糖尿病等疾病的年轻化,对青少年未来的影响不可轻视。重度肥胖者易入睡,懒于活动,剧烈活动后容易心跳、气短。肥胖儿过多的脂肪组织可致血流增加,而使心脏负担加重,随肥胖程度的加重,血压和胆固醇亦升高,其中男孩比女孩更明显,因此肥胖儿成年后更容易患高血压、冠心病等,其患病机会为正常人的 2～3 倍,最高可达 6 倍,易引起心绞痛发作。肥胖儿患糖尿病的危险也比正常人高 5 倍,同时也更易发生胆石症,有报道称肥胖少女患子宫内膜肿瘤的几率是正常人的 1.6 倍。

除了生理方面的危害,还有一个重要影响是心理方面的。因为体胖,形象不雅,动作不灵活易被同学当笑料而自卑,妨碍正常的学生生活。肥胖男孩,乳房增大;肥胖女孩,月经初潮提前,这些也会产生心理不安及忧虑。

肥胖症的危害是很严重的,因此,我们从小就应注意控制体重,预防肥胖症的发生,而对于不明原因或难于控制的肥胖症应尽早到医院检查。

194

健康小窍门

如何摆脱肥胖症的困扰?

首先,养成良好的饮食习惯。实际上,我们自己有能力根据自己身体的需要,吃得平衡,吃得规律,养成良好的饮食习惯。

其次,加强运动和锻炼,除了强身健体外,重要的是增加了身体消耗,这可是预防肥胖的重要措施之一。每天至少要保证 30～60 分钟的体育锻炼。

此外,还要定期检测体重,发现体重增加过快时,应引起重视,及时调整。

总之,我们要从小养成良好的饮食和运动习惯,不仅能避免肥胖,而且更对我们自己身心健康的发育有帮助,这将使我们受益终身。

三、保护心灵之窗——眼病的防治

现在越来越多的青少年得眼病,据有关调查显示,我国近视眼人数已近 4 亿,其中青少年近视的占到一半以上。青少年的眼球正处于发育阶段,很容易受到外界环境的影响。过度用眼和不卫生的用眼习惯,都容易导致近视和眼病的发生,如何防治青少年眼病同重视全身健康一样重要。

195

(一)青少年近视眼

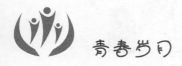

"近视眼"哲哲的故事

哲哲是福山外国语小学五(四)班的学生,她乖巧聪明,学习也很用功,学习成绩一直都名列前茅,从来不让父母操心。可是马上要面临升学,随着课业负担加重,哲哲要加紧看书学习,常觉得眼睛干涩,眼睛里还经常布满血丝，起初她并没有重视，也不知道保护眼睛，逐渐地视力开始下降，上课的时候也看不清黑板，于是哲哲把这个情况告诉了妈妈。妈妈觉得是自己忽略了女儿，马上把哲哲带去医院检查，医生说她近视了，需要佩戴眼镜才能看清楚，不过现在这个阶段可能是假性近视，只要充分休息，注意用眼卫生，视力是可以恢复的。哲哲的妈妈充分重视这个问题，开始监督哲哲的用眼情况，希望纠正她的习惯，不要发展成真性近视。哲哲也很听话，在妈妈的监督下，很快甩掉了眼镜。

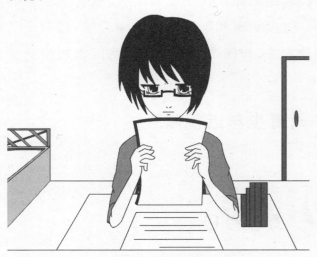

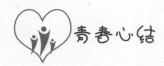 青春心结

　　青少年近视的发病率居高不下，已成为不容忽视的社会问题。对个人而言，近视不仅影响现今的学习和生活，还

可能影响将来的求学和择业。因此,青少年近视的防治已受到社会各界的广泛关注。

那么,为什么青少年更容易近视呢?我们又该怎样防治近视呢?

青春解码

1.近视眼形成的原理与原因

人的眼睛就好像一架照相机,正常人的眼睛远近物体均可看清楚。看远处物体时,眼睛不需作任何调节,自然能看清楚。当人的两眼看近物(就像照相机的镜头对准目标)时,两眼球需要调节。同时晶状体变凸、增厚、屈光度增大,瞳孔缩小,使近距离物体在视网膜(照相机底片)上形成清晰的像,这就是我们通常所指的调节。眼球依靠睫状肌的收缩和松弛的调节使晶状体发生厚度的变化,从而增减屈光作用,使远近物体的清晰影像落在视网膜上。一般情况下,正常视力看远时无需调节,看近时动用调节,距离越近调节越大。

近视眼的视觉特征是看近清楚看远模糊。通常情况下近视眼可分为两大类:一种叫调节性近视,也叫假性近视,晶状体屈光力过强而引起近视,但眼轴长短正常;另一种叫轴性近视,也叫真性近视,指眼轴过长,使光线与物像不能交集在视网膜上。

197

近视眼也可以分为单纯性近视眼和病理性近视眼。单纯性近视眼,即轴性近视,其特点是远视力降低,但近视力尚正常,而且其他眼组织无器质性病变。因此,大多数单纯性近视眼通过合适的镜片或手术后就可以得到满意的视力。而病理性近视眼除了屈光系统的异常之外,还会发生巩膜后葡萄肿、黄斑出血、黄斑变性、晶状体混浊等病理性改变。所以病理性近视眼不仅远视力明显地降低,近视力也出现程度不等的降低,而且用镜片矫正或手术后,矫正视力仍较差。

近视眼的成因很复杂,影响因素也很多,尤其与长时间近距离视物有密切关系。另外,学生课外活动多以看电视、玩电子游戏、上网为主,缺乏体育锻炼;此外,采光照明条件不佳、不良读写姿势也是视力低下的影响因素。但目前认为遗传因素、眼的屈光基础、调节功能和用眼环境等几方面为主要影响因素。

2.假性近视

假性近视是因为青少年的眼球正处于发育阶段,调节能力强,眼球壁的伸展性也较大,由于不良的看书写字或视物习惯引起负责视物调节的睫状肌和眼外肌发生持续痉挛,从而造成一时性的视力减退。近视的初期,多数是假性近视。如果此时积极采取有效的防治措施,很多人不需配镜,视力仍能恢复正常。反之,长期用眼不合理,睫状肌持续痉挛不能解除,眼球壁逐渐延伸,眼轴变长,就会变成不可恢复的轴性近视,这便是真性近视了。

假性近视验光时,会出现近视度数,但假性近视用散瞳剂是可以暂时缓解的。所以要判断真假近视,应该是滴上散瞳剂后再验光。在排除了假性近视后,配戴度数准确的眼镜是很重要的,而且现在已经一致主张对各种近视都要充分矫正。因为只有戴眼镜充分矫正近视后,才能提高远视力,方便学习,还能解除或减轻眼肌疲劳,防止近视的继续发展。相反,近视眼患者若不合理配戴眼镜,会产生两种后果:一是容易引起眼胀痛、视物模糊等视觉疲劳症状,影响学习,诱发近视度数加深;二是患者在看东西时,常眯成一条缝,长此以往,眼轴距离进一步加大,从而使视力进一步下降。因此,对有一定近视度数的青少年患者而言,戴合适的眼镜是预防近视度数加深的有效的、切实可行的手段。

不要相信"400度以下是假性近视,不需要戴眼镜。戴眼镜以后近视会不断加深"之类的谬论。患近视的人戴了眼镜以后,度数一般不会加深。如果近视度数加深了,可能与配镜后不注意用眼卫生、阅读习惯不良等因素有关。因此,注意合理用眼、避免使眼睛长期处于疲劳状态,也是预防近视度数加深的重要措施。但同时也应该意识到,配戴合适的眼镜后,如果仍不注意采取保护措施,且不坚持配戴,时间久了,近视度数加深仍然是有可能的。

健康小窍门

为了有效地保护视力、预防近视,我们应该做到以下几个方面:

1. 注意劳逸结合

不要长时间连续用眼,每 30 分钟使眼睛休息片刻,舒缓眼睛疲劳的最好方法是看远处。

200

2. 保持正确姿势与注视距离

趴在桌上看书、躺在床上看书、侧着身看书等容易加重眼睛疲劳,造成工作劳累。眼与书本距离应保持在 25～30 厘米左右;指尖距离笔尖 2～3 厘米;看电视时,距离最近不要小于 3 米;电脑操作者应与屏幕保持 60 厘米以上的距离。

3. 加强体育锻炼,积极开展户外活动

体育锻炼和户外活动不仅能强身健体、放松心情,对近视眼的防治也很有好处。在户外运动锻炼过程中,双眼自然得到放松,增加了远眺和眼球转动的机会,减少近距离用眼带来的视疲劳。例如打乒乓球就是一项预防近视眼的好运动。

4. 光线须充足

不要在光线过强或过暗的地方看书,光线最好从左上方射下来,同时要避免反光,因此在读书、看电视、玩电脑等时,要注意调整光线。

5. 保证充足的睡眠

如果长期睡眠不足,全身植物神经功能紊乱,进而影响眼部神经,从而引起眼睫状肌调节功能紊乱,最终导致近视眼的形成。

201

6. 营养全面、均衡

不可偏食,多吃富含维生素 A 的食物,还要注意补充脂肪酸和矿物质硒元素。这些都是眼睛最需要的营养素。

7. 保持乐观的情绪,注意情绪调节

研究表明,近视的形成与情绪有密切关系。长期不愉快的情绪很容易引起眼睛疲劳,导致近视发生。因此,要预防近视发生,就要注意调节情绪,保持乐观。

8. 定期作视力检查

当发现视力低下时,应到正规医院查明原因,及时防治。

总之,预防近视,需要合理用眼,消除用眼的不利因素,同时改善视觉环境、规范用眼、加强用眼的宣传教育等方面是防治重点,是降低青少年近视发病率的关键。

(二)沙眼

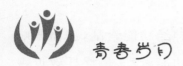

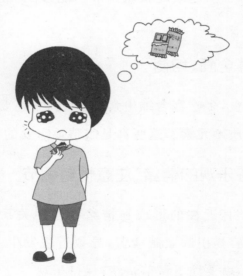

沙眼成了好朋友的附属品

陈静和小雪是同班同学,从初一到初二,已经同学了将近两年的时间,由于她们都住校,又住在一个寝室里,因此,她们成了形影不离的好朋友。平日里,长期共用毛巾和脸盆,彼此并不介意。暑假过后,开学马上进入初三了,学习也越来越紧张了,两个人也都彼此鼓励,抓紧时间学习。最近几天,小雪总觉得眼睛痒痒的,老喜欢用手去揉眼睛,因为精力都在学习上,也没在意眼睛的事。可是,隔了两天,小雪发现眼睛不光是痒,还越来越疼,老流泪,照镜子的时候发现自己的眼睛非常红,这可把小雪给吓坏了。因为是住校,怕父母担心,小雪告诉了好朋友陈静,陈静告诉了老师,结果老师和陈静陪她去医院检查了。检查结果出来后,医生说小雪是得了沙眼,现在眼睛已经发炎了,必须引起重视,否则会影响视力。医生还说沙眼是接触传染的,叫小雪不要和别人共用毛巾手帕,以免传染给别人。因为陈静和小雪平时都生活在一起,老师叫陈静也作了检查,结果医生说陈静也得了沙眼,不过还没有急性发作。这时,两个孩子都傻了,到底该怎么办呢?

203

青春心结

陈静和小雪因为无知,两人得了同一种传染性眼病——沙眼。我们常常都会听说身边的同学得沙眼,感觉大家其实并不清楚"到底什么是沙眼",以为沙眼不过就是个像感冒一样的普通小病,从来没想到沙眼会引起什么严重后果。那么，沙眼到底是什么病？我们应该怎么预防呢？

 青春解码

沙眼是由沙眼衣原体引起的一种慢性传染性结膜角膜炎，多发于春夏季节，是青少年时期的常见眼病。所谓的沙眼，并不是沙子真的进入眼内，而是因眼结膜表面形成粗糙不平的外现，形似沙粒而得名。

204

沙眼衣原体一般通过直接接触而传播，如用脏手揉搓眼睛，共用毛巾、脸盆、手绢等。沙眼急性发作时，眼睛发红、有异物感、怕光、眼部分泌物增多、迎风流泪，眼结膜上可见滤泡及乳头增生。此时可用利福平眼药水、氯霉素眼药水、酞丁安眼药水、红霉素眼膏等抗生素眼药进行治疗，一般症状会得到有效控制。

如果急性期得不到及时治疗，会逐渐进入慢性期，这时眼睛可能会出现轻微的干涩痒感和异物刺激感，由于眼部分泌物少量增加，在眼角易堆积成"眼屎"，早晨起床时上下睫毛有时会黏在一起。如果继续发展成重症，则会出现并发症，如眼睑内翻、倒睫、角膜溃疡，甚至会影响视力。

健康小窍门

沙眼是传染性眼病,沙眼衣原体常附在病人眼睛的分泌物中,只要与这些分泌物接触,均可造成沙眼的传播感染。因此,沙眼应以预防为主。

对于青少年来说,培养良好的卫生习惯很重要,保持用眼卫生,经常洗手,不要用手揉眼,毛巾、手帕要勤洗、晒干。而幼儿园、学校等集体生活的环境,应注意分盆、分毛巾或流水洗脸,固定枕头、枕巾,并定期消毒处理。对已经得沙眼的患者要积极治疗,避免重复感染和合并细菌感染。

205

四、"牙疼不是病,疼了真要命"
——龋病

"我们的目标是——没有蛀牙!"我们经常都能听到这样的广告词。什么是蛀牙呢? 相信大家对蛀牙一点都不陌生,其实就是我们经常说的龋齿。据全国牙防组流行病学调查结果显示,我国 5 岁儿童平均有龋齿 4.18 颗,患病率达 75% 以上;全部换完恒牙不久的 12 岁儿童平均有龋齿 0.88 颗,发病率达 45%。现在生活好了,家家户户都不用为吃什么犯愁,吃得越来越好,食物也越来越精细,可是为什么得蛀牙的同学却越来越多了呢？怎样才能不得蛀牙呢？还是让我们一起来了解一下关于龋病的知识吧！

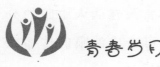

206

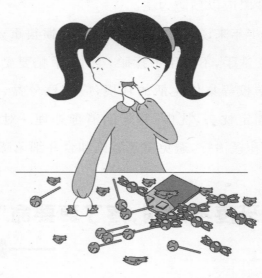

苏雪的看牙经历

苏雪是个 11 岁的女孩儿，从小她就特别喜欢吃巧克力，从 3 岁开始她便成了牙医的常客，因为她有很多虫牙，总是长了补，补了又长，自己也有刷牙啊，可为什么还是老长虫牙，经常忍受补牙的折磨，为此苏雪自己也很郁闷。马上要到期末考试了，学习非常紧张，苏雪为了考出个好成绩，经常熬夜看书，晚上最好的加餐就是她最爱的巧克力，困了累了倒头就睡。可能是太用功，苏雪觉得这几天身体开始不舒服了，这时牙齿也开始疼了，而且疼得都睡不着觉了，这是以前从没遇到过的。"这下完了，我还要看书呢！牙怎么这么疼呀！"苏雪苦苦地叫着。在妈妈的陪伴下，苏雪看了牙医，经过检查，牙医发现苏雪的口腔里面有好多新长的虫牙，而且引起这次牙疼的就是其中一个新虫牙，里面已经有很深的一个龋洞，导致牙髓发炎引起疼痛。随后，医生作了相应处理，苏雪终于不疼了。医生告诫苏雪说，不要吃巧克力了，因为巧克力是特别容易导致龋病的食物，在吃了巧克力以后一定要刷牙，而且刷牙一定不能马虎。苏雪是刷牙了，但因为刷牙太马虎，根本就没有达到清洁的效果，才会长虫牙。这次苏雪真正受到了教训，估计以后不会再吃巧克力，不会再不好好刷牙了吧！

207

青春心结

你得过蛀牙吗？长大到现在，你去看过几次牙医呢？类似苏雪这样的经历，你有过吗？我想很多同学都会有这样的疑问："我每天都刷牙啊！可我为什么还会长虫牙呢？虫牙真的是虫给蛀的吗？"

青春解码

  龋病,俗称为"虫牙"或"蛀牙",是青少年最多发的一种口腔疾病。家长总喜欢告诫小孩别吃太多糖,说吃多了要得"虫牙",小孩就天真地以为牙齿里有虫子,而事实上,龋齿并不是牙虫引起的,而是在多种牙细菌、食物残渣发酵变酸等外界因素作用下,牙釉质、牙本质遭侵蚀受损,逐步形成龋洞。龋齿大都发生在牙齿的窝、沟及两牙相邻处等容易滞留食物残渣的地方。开始时可能没有什么不适,逐步发展时,发病的地方先出现白垩色,进而变成黄褐色、棕黑色,牙质变软、出现小洞,这时如不及时治疗,龋洞会变大加深,遇到冷、热、酸、甜等食物的刺激就会出现酸、痛等感觉,如进一步发展,龋洞侵蚀到牙髓,遇刺激时就会出现剧痛并可能引起牙髓炎等牙病。青少年如果得了龋齿,就会因为牙洞引起牙痛而不能充分咀嚼,妨碍消化和吸收,从而可能引起其他疾病,严重的还会影响到生长发育,所以应积极加以防治。

健康小窍门

  青少年要预防龋齿首先要从以下几个方面做起:

  1. 15 岁以下的儿童应该注意合理的营养,多吃含有钙、磷、维生素的食物,例如,黄豆、豆制品、海产品、牛奶、鱼肝油和含有大量维生素与无机盐的新鲜蔬菜及水果等。这些食物对牙齿的发育、钙化都有很大好处。

2.在饮食中适当地选择一些粗糙的、含有纤维的食物,使牙面能获得良好的摩擦功效,促进牙面清洁,从而形成抗龋的良好条件。

3.少吃零食、糖果,尤其是巧克力,可以减少龋齿的发生,这对儿童尤为重要,特别注意,睡前不要吃糖果、糕点等零食。

4.牙齿表面的间隙、窝沟是龋坏的易感部位,早点去看牙医,做窝沟封闭可以达到预防龋齿的作用或用氟化物来防龋。

209

5.养成良好的口腔卫生习惯,饭前洗手,饭后漱口,早晚刷牙,选择含氟牙膏。

五、突发咳嗽失声
——急性上呼吸道感染

"咳、咳、咳""啊嚏",想必这两种声音在很多人的身上出现过吧,感冒是人们最常见的疾病了,即急性上呼吸道感染。很多人觉得感冒并不是什么大问题,吃吃药就能好,大多数人都不会引起重视。虽然大多数的感冒都容易治好,但是它毕竟是一种疾病,尤其对于青少年来说,经常感冒对身体发育并不好,如果不重视,可能会导致严重并发症。所以,同学们必须了解急性上呼吸道感染,学会正确预防的方法,避免影响学习和生长发育。

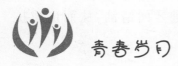

青春岁月

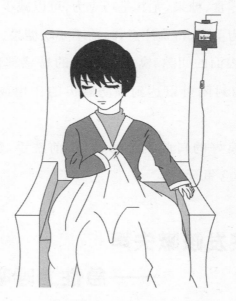

少年方迪的烦恼

17岁的方迪是一名高二学生,从小他的身体就不好,每年冬天他经常风一吹就感冒发烧,并且会头痛,经常去医院打点滴。他看上去也总是瘦瘦的,由于经常生病,他变得不爱说话，像旧时的书生，经常会有同学笑话他"一吹风就倒"，这让方迪郁闷不已。下学期就要升入高三了，方迪想尽力搞好学习，争取考上个好大学，可冬天马上就要来了，他很害怕自己能不能熬下去……

 青春心结

都说感冒是小病，吃吃药就好了。可为什么方迪会这样反复生病呢？青少年毕竟还在生长发育，要真是像方迪那样可就麻烦了，到底什么是上呼吸道感染呢？怎样做才能避免呢？

211

 青春解码

1.什么是急性上呼吸道感染?

我们知道，人的呼吸系统是由鼻、咽、喉、气管和肺部组成的。鼻、咽、喉就是组成上呼吸道的主要器官。上呼吸道感染是指鼻腔、咽和喉部的炎症。发病时，会出现头痛、鼻塞、流涕、打喷嚏、咽干痛、咳嗽等症状，全身不适、疲乏无力、食欲不振、怕冷、继而有发热现象。在生活中，细菌的感染和流行性感冒病毒都可能使上呼吸道受到感染。

2. 可别小看它

上呼吸道感染若不及时治疗,炎症可引起其他器官发生感染,全身症状会加重。常见的并发症可有急性鼻窦炎、中耳炎、气管支气管炎或肺炎。少数患者可并发风湿热、肾小球肾炎和病毒性心肌炎等严重疾病。严重者可危及生命。如果经常感染,就可能会影响青少年的成长发育,导致更严重的后果。

212
 健康小窍门

人的各种疾病发生,都与身体素质有关。身体素质的好坏直接影响到对细菌的感染和对各种疾病的抵抗能力。当然,不管身体素质怎样,同学们都得预防疾病的发生。下面我们就来谈谈如何预防上呼吸道的感染。

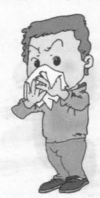

做一个文明人——打喷嚏时要捂着嘴哦

（1）要积极参与各种体育锻炼。通过体育锻炼来改善和增强身体各系统的功能，提高身体素质，如跑步、打球、做体操等等。

（2）要根据气候的变化加减衣服，以保持身体舒适。因为，气候的变化也会使人身体不适，如果不注意自我调节，也会出现感染。

（3）要生活规律，不要吃辛辣有刺激性的食物，更不要吸烟、饮酒，因为烟、酒都是刺激因素很强的东西。在吸烟、饮酒的过程中，鼻、咽、喉就会受到强烈的刺激，容易产生炎症。长期吸烟、饮酒就会出现咽喉炎、气管炎或支气管炎。所以，同学们切记不要吸烟、饮酒，不要吃刺激性强的食物，以免造成上呼吸道感染。

213

六、"咽喉要道"失火——急性扁桃体炎

现在环境污染越来越严重了，急性扁桃体炎发病率也越来越高，尤其是青少年特别多见。在遇到季节变换，如冬春季节，天气变化无常，容易受凉、感冒，进而导致患急性扁桃体炎。也许你会说，扁桃体发炎不过是小病，有什么好讨论的，吃吃药就好了。可你知道吗？为什么青少年会比较容易得扁桃体炎？扁桃体经常发炎，对我们的身体发育有什么不好的影响？小病不重视，就有可能会导致严重的后果。

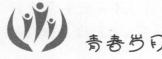 青春岁月

办板报学健康知识

　　吴思宇和周小琪都是班里的小组长,学习成绩好,和同学们关系处得也很好。这次老师要求他们带着几个同学做个健康小板报,标题是《守住咱们的咽喉要道——急性扁桃体炎》。他们都觉得很奇怪,为什么老师会出这个题目呢?一般写健康小报,都会选择一些常见的病,比如,感冒、拉肚

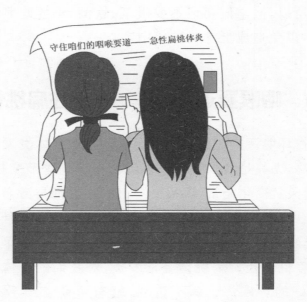

子之类的。扁桃体发炎有什么好写的,还不如写感冒呢。可是,任务已经布置下来了,没有办法,得按时完成任务。于是,吴思宇和周小琪就开始做起安排来,找了几个同学一

起查阅起关于扁桃体炎的资料来。不查不知道,一查吓一跳,他们发现这个病在青少年中最多见,有好多同学都有得扁桃体炎的经历,而且经常反复发作,非常苦恼。于是,大家都开始感兴趣了,七嘴八舌地讨论开来。通过这次办板报的经历,不光是吴思宇和周小琪,班里所有的同学都学到了知识,学会了如何保护好自己的咽喉要道。

 青春心结

　　不知你有没有过像吴思宇和周小琪那样类似的经历?在日常生活中,我们可能会经常听说"扁桃体发炎"。什么是扁桃体? 扁桃体发炎又是什么呢? 现在,让我们一起来了解一下我们的扁桃体,以及扁桃体炎的表现和防治方法!

215

 青春解码

1. 扁桃体为什么会发炎?

　　扁桃体位居"咽喉要道",平常所说的扁桃体,一般指腭扁桃体,位于腭舌弓和腭咽弓之间,在 1 岁以后逐渐开始发育,随着年龄增大,自身免疫功能逐渐发育完善,到 10 岁左右逐渐萎缩退化。通常人们对扁桃体没有什么"好感",总认为它是发病的罪魁祸首。其实扁桃体对人体的作用还有其两重性呢!

扁桃体是咽淋巴组织中的最大者,属于免疫器官,能不断地产生淋巴细胞和抗体,具有免疫力,能抵御细菌、病毒的侵袭,肩负着保护机体的重任。与此同时,由于扁桃体位于呼吸、消化两大系统之要塞,细菌、病毒要侵袭人体,就得先冲破扁桃体这道防线。由于扁桃体经常接触外界,又是细菌聚集和病毒入侵体内的门户,极易感染,使其免疫功能暂时减退,从而引发扁桃体炎。

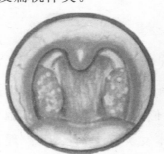

我就是扁桃体哦

2.急性扁桃体炎都有什么表现呢?

急性扁桃体炎一般是由各种病毒和细菌感染导致的。此病多见于青少年和儿童,多数为条件致病菌,当机体受凉、过度劳累、烟酒过度时可诱发此病。在春秋两季气温变化时最易发病。

咽喉疼痛是最主要的症状,最开始多为一侧扁桃体,继而可发展到对侧,疼痛甚至可波及耳根和颌下,或伴吞咽困难、发热、寒战、头痛、食欲不振、四肢酸痛等。由于咽部及软腭肿胀,使讲话含糊不清,自觉呼吸不畅。还可伴有淋巴结肿大、疼痛和其他部位的炎症,如果炎症扩散至邻近组织,会引起周围器官发炎,如急性中耳炎、急性鼻炎、急性淋巴结炎等。

3.忽视它的存在,要吃亏

患了急性扁桃体炎说明机体可能遭受感染了,如果不及时治疗或者治疗不当,肥大的扁桃体长期阻塞咽腔,导致吞咽受到一定影响,当然胃口也就受到影响了。还可引起咽部异物感,睡眠时出现呼吸不畅、打呼噜、呼吸暂停情况,甚至可能会导致严重的全身性并发症如风湿热、肾炎、心脏病、皮肤病等。若扁桃体炎反复发作,平均每年发病 4～6次以上,就容易导致精神疲乏、注意力不集中,记忆力降低,严重影响工作学习,降低生活质量。

217

 健康小窍门

当患病后,患者不但要及时接受药物治疗,还要注意通过生活调理,早日康复,防止并发症的产生。预防发生扁桃体炎的措施主要有:

1.爱护口腔卫生,养成良好的生活习惯

尽量做到饭后漱口,早、晚必须坚持各刷牙一次;临睡前不吃甜食,保持口腔清洁。

2.选用适当的食物,不过多食用油炸类食物

饮食宜清淡,多吃新鲜蔬菜、水果和瓜类,以补充维生素。避免过食辛辣刺激食物,戒烟忌酒。这样做既能增强体质,还有利于身体的康复。

3.加强体育锻炼、增强身体的抵抗力

经常参加体育锻炼,特别是在秋冬季节,可以使身体对寒冷的适应力增强,身体的抵抗力也被强化,这对预防扁桃体发炎有不可忽视的作用。

4.选择性做扁桃体切除术

近年来,免疫学已研究证明,扁桃体是一种免疫器官,参与人体的细胞免疫和体液免疫。故对5岁以下的儿童,如无局部功能障碍,或非病灶性扁桃体者,不宜手术切除。

综上所述,我们可以清楚地知道,急性扁桃体炎并不可怕,它是一种常见病、多发病,是可防可治的。如果我们有了急性扁桃体炎的相应症状,就应该及时到医院检查,给予适当有效的治疗,自然会很快康复的。

七、腹痛、腹泻
——你可能患了急性胃肠炎

你得过急性肠胃炎吗?相信每个孩子的成长过程当中,都有过腹痛和拉肚子的经历吧。现在同学们,尤其是住

校的同学们,经常不能在家吃饭,平时除了在食堂吃饭以外,最喜欢到校外小店或者街边摊去吃小吃,结果经常吃坏肚子。还有些同学喜欢暴饮暴食,尤其是夏天,喜欢吃各种各样的冷饮,结果肚子经常出状况,拉肚子成了家常便饭。急性胃肠炎在青少年中的发病率也呈现出逐年递增的趋势,那么,什么是急性胃肠炎? 让我们一起来了解一下关于急性胃肠炎的知识吧。

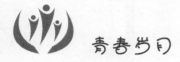

青春岁月

都是烧烤惹的祸

219

初二的李晶是个住校学生,平时几乎不回家,吃饭睡觉都在学校。时间长了,李晶开始不喜欢吃学校食堂的菜,天天吃,老觉得没意思,又不能回家吃妈妈做的菜。听同学说,学校外面有家烧烤特别好吃,她就开始心痒痒的,想去换换口味,但又怕烧烤不干净吃坏肚子,熬了好久都没敢去吃。这不正好遇上同宿舍的张倩过生日,大家都提议出去庆贺一下,于是大家都想到了这家烧烤店。周末晚上大家都相约出来,果然烧烤特别好吃,大家都高兴坏了,又吃又喝的,过了个快乐的夜晚。当天晚上,李晶就觉得肚子不舒服,里面咕咕叫个不停,还有想吐的感觉。"啊? 难道吃坏肚子了?"李晶偷偷嘀咕着,结果还是忍不住去了好几趟厕所,折腾了一晚上。事实上,那晚除了李晶,她们宿舍的每

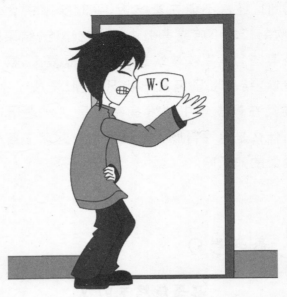

个人都没睡好，都拉肚子了。第二天早上，个个都黑着脸，没精打采的，有两个同学还昏倒了。这件事被老师知道了，结果全宿舍的同学都被带到医院作了检查，医生说她们得了急性胃肠炎，都脱水了，怕是要输液才行。这下李晶她们可是受到教训了。

 青春心结

　　这是吃烧烤引发的典型集体事件，估计同学们或多或少都有过吃坏肚子、上吐下泻的经历吧！可有谁会重视肠胃的健康呢？尤其是青少年，对吃的东西从来不注意，即使是遇上肚子不舒服，也随便吃点什么药，根本不重视。胃肠炎有那么可怕吗？

青春解码

急性胃肠炎是一种十分常见的急性胃肠道疾病，常发于夏秋两季，尤其青少年多见。此病发病急，最初表现为上腹不适、疼痛；继而恶心、呕吐，往往伴有腹泻、腹痛，食欲明显减退；如果反复大量呕吐、腹泻，可出现脱水体症，严重时可导致休克。

1. 病从口入是良言

急性胃肠炎的致病因素有多种：一是因饮食不卫生，进食被致病细菌或微生物污染过的食物，或是进食有毒的食物，一般称为"食物中毒"，这一现象很容易出现在青少年学生的身上，学校、街边的流动摊点是青少年学生最喜欢光顾的地方，但是这些摊点的食品卫生质量不能得到保证，食物很可能是受污染的；二是不规律饮食，冷热刺激或暴饮暴食，使胃功能紊乱、胃的容受量突然增大，胃肠黏膜受到损害，节假日后这种类型的急性胃肠炎最多见，所以逢年过节的时候要注意避免暴饮暴食。当今，青少年饮酒的现象越来越普遍，大量饮酒或服入某些胃肠刺激药物，会直接刺激胃肠黏膜，引起损伤，造成急性胃肠炎。

2. 急性胃肠炎的特征

当你感觉有这样的症状时，应该想到可能是肠胃炎：

（1）有暴饮暴食或吃不洁腐败变质食物史。

（2）起病急，恶心、呕吐频繁，剧烈腹痛，频繁腹泻，多为

221

水样便,含有未消化食物,少量黏液,甚至血液等。

（3）常有发热、头痛、全身不适及程度不同的中毒症状。

（4）呕吐、腹泻严重者,有脱水甚至休克症状等。

（5）上腹及脐周有压痛,无肌紧张及反跳痛,能明显感觉到肠鸣音。

3. 急性胃肠炎的治疗

大多数人在发生急性胃肠炎时,首先考虑的是服用止泻药,认为只要不拉肚子就可以了。其实,这样的治疗是十分错误的。

222

因为,我们自己并不能分清楚到底有没有细菌感染,随便服药止泻的后果,可能会导致细菌毒素不仅不能排出体外,相反通过肠道吸收,从而引起发热、呕吐、腹痛等一系列严重后果。因此,我们首先应该先去看医生,在医生指导下用药更合理、更安全。

健康小窍门

胃口好才能吃嘛嘛香,保护好肠胃,学会预防急性胃肠炎,我们要从下面几个方面做起:

1. 严防病从口入

急性肠胃炎都是起因于食物,因此,要注意食品卫生,饭前便后要洗手,蔬菜瓜果生吃前要洗干净,预防为主。

2. 用醋和大蒜消毒

如果你不得不在外面吃饭，为防止可能的危险，你可以向服务员要一碟醋和几瓣蒜，蘸着醋就着大蒜结束这顿饭会给你的健康上一份保险。

3. 补充液体和电解质

如果你不幸被细菌感染，这些细菌会刺激你的肠道，导致你上吐下泻，身体会损失许多水分和重要的电解质（钾、钠及葡萄糖等）。此时，你需要多喝液体，以防止虚脱。淡的糖盐水是最佳的补充液，其次是其他透明的液体，例如苹果汁、高汤或清汤。补充水分时，不要一口气全吞下，以免再次引发呕吐。

4. 不要急于止泻

下泻表示你的体内正试着排出毒素。在某些情况，服用止泻剂可能干扰体内对抗感染的能力。因此，最好顺其自然，让肠内有害的细菌排出体外。当然，最好是先向医师咨询，再用药。

八、尿路里出现了"石头"——尿路结石

尿路结石是常见的泌尿系统疾病，男性多于女性，约（4～5）：1，并且复发率高。尿路结石是由多种因素促成的，生活中的自然环境和社会环境，包括遗传因素、生活习

惯等对结石形成起着很重要的作用。尿路结石多发于青少年,其实跟生活习惯息息相关,如果不重视预防,一旦得了结石,将会严重影响到自己的学习和生活,甚至身体发育。因此,了解尿路结石的基本知识是非常有必要的。

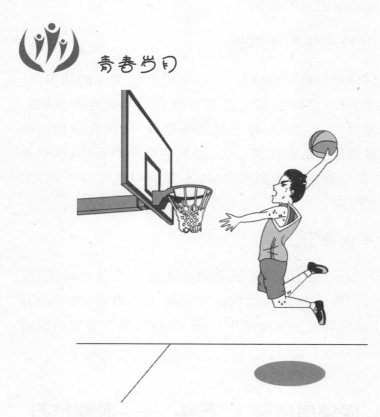

阿虎的"结石"经历

初三(五)班的阿虎是个特别热爱运动的男孩子,篮球是他的最爱,从初一开始,只要有时间,他几乎每天都会去篮球场上和比他年龄大的年轻人打篮球,一来二去,他的球打得越来越好了,还成了校队的主力。他喜欢打篮球的感觉,更喜欢在球场上挥汗如雨的感觉,运动让阿虎的身体变得越来越好。可他有个缺点,从来不爱喝水,这么大的运动量,经常忘记喝水,晚上回去他又怕喝水了要上厕所不方便,所以很少喝水。篮球队的老师也叫他注意补充水分,要把身体里面的水补回来,可阿虎根本没当回事。最近,由于马上要参加市里组织的中学生篮球比赛了,阿虎也加紧了训练,非常用功。有天晚上,阿虎突然觉得腰部酸胀,而且逐渐变成尖锐的疼痛,根本受不了,他疼得在床上打滚。老师发现后,立即带着阿虎到了医院。医生一检查就怀疑阿虎是得了尿路结石,立即给他相应的治疗。第二天,检查结果出来后,确诊真的有结石,而且必须要手术取出才行。这可把阿虎急坏了,马上就要比赛了,如果做手术不就耽误比赛了吗? 自己这么努力训练不就白费了? 医生严重警告他说:"这都是你运动后不喝水造成的! 你不做手术是不要命了吧!"在老师和同学的劝说下,阿虎这时才恍然大悟,得结石是自己不听话造成的,他心里暗暗发誓要改掉自己的坏习惯。

225

青春心结

很多男孩子都不喜欢喝水,也不是谁都长结石啊,不喝水有那么可怕吗? 身体里为什么就出现石头了? 什么是尿路结石啊?

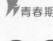

 青春解码

首先声明,尿路结石可不是因为我们不小心吃到石头而导致的。

1. "石头"是怎么产生的呢?

尿路结石在肾和膀胱内形成。结石中经常有一核心,由脱落的上皮细胞、细菌团块、寄生虫卵或虫体、粪块或异物组成,无机盐或有机物再层层沉积核心之上。这些东西堆积起来之后就在人的体内生成了像石头一样的坚硬的固体,但并不是真正的石头,而且也没有大家想象得那么大,但是就是这些小小的"石头"对人体的伤害是很大的。

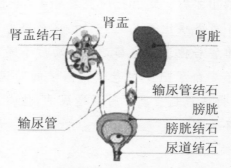

各部位尿路结石示意图

2. 什么因素会影响"石头"的生成?

许多因素都会影响尿路结石的形成。

(1)年龄、性别、职业、社会经济地位、饮食成分和结构、水分摄入量、气候、代谢和遗传等因素都会对"石头"的生成产生影响。肾、输尿管结石多发于 20～50 岁。男性多于女性。许多实验说明,饮食中动物蛋白、精制糖增多,纤维素减少,能促使肾、输尿管结石形成。大量饮水可使尿液稀释,能减少尿中晶体形成。相对高温环境及活动减少等亦为影响因素,但职业、气候等不是单一决定因素。

(2)尿液因素。我们从前面所提到的知识了解到,结石的生成与尿液中钙、草酸、尿酸的含量有关,可想而知,如果这些物质在随尿液经尿路排出过多时,必定会增加结石产生的可能性。一些疾病便会使尿液中钙、草酸、尿酸的含量升高,例如,长期卧床、甲状腺功能亢进、特发性高尿钙症其他代谢异常及肾小管酸中毒等,均可使尿液中钙的含量增加;痛风、尿持续酸性、慢性腹泻及噻嗪类利尿剂会使尿酸含量增加,内源性合成草酸增加或肠道吸收草酸增加,可引起尿液中草酸含量升高。

227

(3)解剖结构异常。大家可以想象一下,如果一个人的尿路狭窄或发生梗阻,尿液便容易在这些狭窄或者梗阻的地方停留,再加上如果这个人的尿液恰好属于容易产生结石的类型,是不是更容易发生结石呢?

(4)尿路感染。尿路感染,会引发尿道炎症,导致水肿,致使尿道狭窄,就如上面描述的更易于形成结石。

3."石头"对人体的危害

"石头"本来是很普通的东西,但是出现在人的身体里可就是个大问题了,人体中一旦出现结石就可能导致肾绞痛和血尿,或从尿道排出结石。肾绞痛痛起来可是要人命的,这种疼痛通常位于腰部和腹部,多数呈阵发性,亦可为持续疼痛。有的疼痛可能仅表现为腰部酸胀不适,活动或劳动可促使疼痛发作或加重。肾结石绞痛呈严重刀割样痛,常突然发作,疼痛常放射至下腹部、腹股沟或股内侧,女性则放射至阴唇。肾绞痛发作时,患者呈急性病容,蜷曲在床,两手紧压腹部或腰部,甚至在床上翻滚,呻吟不已。发作常持续数小时,亦可数分钟即缓解。肾绞痛严重时,面色苍白,全身出冷汗,脉细而速,甚至血压下降,呈虚脱状态,同时伴有恶心、呕吐、腹胀、便秘。绞痛发作时,尿量减少,绞痛缓解后,可有多尿现象。

4. 如何把"石头"除掉呢?

大量饮水,增加尿量冲洗尿路、促进结石向下移动,稀释尿液减少晶体沉淀。经常做跳跃活动,或对肾脏内结石行倒立体位及拍击活动,也有利于结石的排出。

体外冲击波碎石是利用冲击波聚焦后击碎尿路中的结石,结石碎渣随尿液排出体外,以达到治疗目的,是常见的治疗结石的方法。

 健康小窍门

预防尿路结石应该从改变生活习惯和调整饮食结构

开始。

（1）每天补充的钙质要适量：多食用乳制品（牛奶、干酪、酸乳酪）、豆腐、小鱼等食品。

（2）每天食盐不能过多：每天钠的摄入量应少于 2g。

（3）多补充体内水分：每天的液体摄入量在 2.5～3.0L 以上，使每天的尿量保持在 2.0～2.5L 以上，以预防结石的复发。

（4）控制动物蛋白质的摄入：低碳水化合物和高动物蛋白饮食与含钙结石的形成有关，高蛋白质饮食是诱发尿路含钙结石形成的重要危险因素之一。

229

（5）留意体重：研究表明，体重超重是尿路结石形成的至关重要因素之一。要多加强体育锻炼，如散步、慢跑、做体操等，也可以原地跳跃，同样有利于预防泌尿系结石复发。

（6）预防并积极治疗尿路感染。

九、尿频、尿急、尿痛
——可能是尿路感染

也许，你并不清楚什么是尿路感染，更不了解它会给自己的身体造成多大危害。很多人对于尿路感染这一疾病可能还很陌生，其实尿路感染是继呼吸道感染之外的机体第二易感染疾病。青少年和成年女性感染率远远高于男性。

在女性中,年龄每增加 10 岁感染率便增加 1%,约有 50% 的女性一生中至少有一次尿路感染。如果不注意预防,很容易引起尿路感染。因此,让我们一起来了解一下尿路感染的基本常识吧。

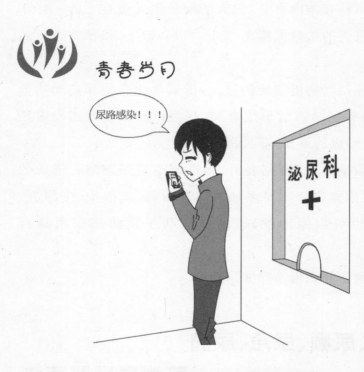

一次健康咨询节目的启示

"我是 15 岁的男生,早上起床的时候突然尿出白色异物,接着小腹很痛,很想再尿,可是只尿出了一点点,而且尿的时候很痛,这样子几次后,现在小腹有点像在憋尿的感觉,屁股里有一个地方也有点痛,我这是得了什么病了?

该怎么办？我不太敢跟爸妈说。救救我吧!"在电台的健康咨询节目里,我们听到了这样一个男孩的求救声。

专家回答说:"你的情况可以考虑是尿路感染了,如果不注意卫生的话就会感染,建议你去医院看看,吃点药,别太紧张。还有,为什么不跟父母说? 你要及时跟父母说,及时治疗,不然错过最佳的治疗时机就不好了。"

青春心结

类似上面这个男孩儿的遭遇,相信很多同学都有过,遇到尿频、尿痛的情况,以为是什么见不得人的事,不敢告诉父母、告诉别人,以为拖一拖就会好,以至于耽误了最佳治疗时机。什么是尿路感染呢? 也许,这并不是什么难以启齿的怪病吧!

231

青春解码

1. 何为尿路感染?

顾名思义,尿路感染是发生于尿路的感染,常有尿频、尿急、尿痛等排尿异常症状。如有尿频、尿急、尿痛等排尿异常现象的人,首先应到医院检查证实有无菌尿,对有菌尿而不能确定感染部位的人,即可以被诊断为尿路感染。

2. 尿路感染的感染方式

通过尿道口及其周围感染。正常情况下,尿道口及其周围是有细菌寄生的,但一般不致病。当机体抵抗力下降或尿道表面有轻微损伤时,或者细菌的毒力大,黏附尿道表面的能力强,容易侵袭膀胱和肾脏,造成感染。由于女性尿道口靠近肛门,且女性尿道远较男性短而宽,尤其女婴的尿道口常被粪便污染,故更易致病。

通过血液感染。细菌从身体内的感染灶(如扁桃体炎、鼻窦炎、龋齿或皮肤感染等)侵入血流,到达肾脏。通过血液感染途径较为少见,不及10%,多见于新生儿。

232

直接感染。外伤或邻近肾脏的脏器有感染时,细菌可直接侵入肾脏引起感染,但是,这种情况临床上是十分罕见的。

3. 尿路感染有何表现?

尿路感染的分类有很多种,但都有共同的症状:

尿频、尿急、尿痛、排尿不适等症状。这些症状,不同的病人表现轻重程度不一。有的患者往往有明显的尿路刺激症;但在老年人、小儿则通常尿路刺激症症状较轻,如轻度的尿频、尿急或排尿不适等。

全身中毒症状,如发热、寒战、头痛等。主要见于通过尿道口及其周围感染的病人,特别是急性尿路感染及伴有尿路梗阻的病人尤为多见。

4. 为何女性比较容易得尿路感染?

尿路感染是细菌进入泌尿系统生长繁殖,导致炎症发生的一种疾病。各种调查资料均显示,在成人中,女性患尿路感染明显多于男性,其原因如下:

女性泌尿生殖系统结构的特殊性,女性的尿道较男性短且宽弛,细菌易于进入。因此,女性应增强自我保护意识。

女性的尿道口与阴道和肛门邻近,男性的尿道口远离会阴部,而且还有一段"空间距离",因而不易患尿路感染。而女性的尿道口与阴道、肛门距离很近,无论是阴道还是肛门周围,都有大量细菌,阴道的分泌物也是一种较好的培养基,使细菌更容易繁殖。因此,女性预防尿路感染之法便是勤加清洗,尽量减少细菌的数量,以降低发病机会。

233

月经时,经血是细菌最好的培养基,经期卫生,特别是月经用品的清洁和消毒,是减少细菌入侵的重要环节。

妊娠、怀孕时,增大的子宫会压近膀胱和输尿管,内分泌的变化也使输尿管舒张和蠕动减慢,使尿流缓慢或者形成一种轻度的积液。此种情况也利于细菌侵入和繁殖而致病。以前有人用抗菌药物进行预防,但此法不可取。因为滥用抗菌药物对母体和胎儿可能产生某些负面影响,何况漫长的十月怀胎,可谓防不胜防。笔者认为,安全之法还是严密观察,定期检查尿液,一旦发现及时治疗。

憋尿,这是女性常见的不良习惯,其会造成两种不良后果:其一,尿液在膀胱内停留时间长,万一有少量细菌侵入,便使其有更多时间繁殖,也有更多时间侵入组织;其二,膀胱满盈,压力增高,尿液会逆流向上至输尿管,若已有细菌侵入,便会将细菌送到更上游的位置,引发肾盂肾炎。解决方法当然是不憋尿,养成定时小便的好习惯。

健康小窍门

预防尿路感染应该要注意什么?

1. 重视心身调节

保持心情舒畅,解除紧张情绪,常能减少尿路感染的发生。

2. 加强体育锻炼

体育锻炼可以增强体质,改善机体的防御机能,从而减少细菌侵入机体的机会,预防尿路感染的发生。

3. 保持阴部清洁

外阴部潮湿、分泌物较多,是细菌最容易生长繁殖的部位。因此,保持外阴部清洁卫生是预防尿路感染最有效的方法之一。要求做到每日用温开水清洗外阴部。男性包皮过长也容易引起尿路感染,必须每日清洗,保持干净。

4. 多饮水

充分饮水,维持每日 3000 cc(相当于 8 杯 250mL 的水)以上的水分。多饮水,可以增加尿液的排放,尿量增多可以对尿路起到"冲洗作用",防止尿路感染的发生。

5. 勤解"小手"

至少每 3~4 小时,须排空膀胱一次。注意个人卫生,女性上完厕所后,卫生纸应由会阴部往后擦至肛门口,不可来回擦拭。洗澡多用淋浴的方式。

6. 避免刺激性食物,如饮酒或咖啡

235

多摄取含维生素 C 的水果如橘子、柠檬、梅子汁,保持尿液酸性化。

此外,按医师指示服药,不可因症状解除后私自停药。糖尿病、尿路结石、甲状腺肥大患者等易导致尿路感染疾病,应小心并接受适当的治疗。

十、不可忽视的"感冒"
——警惕病毒性心肌炎

病毒性心肌炎是导致儿童和青少年猝死的重要疾病之一。近年来,病毒性心肌炎的发病率显著增多,是目前我国

最常见的心肌炎。据统计,流感流行期间病毒性心肌炎的发病率约为 7％,病毒性心肌炎暴发时发病率可达 50％,35％的病人为 10～30 岁,男性多于女性。由于病毒性心肌炎的危害程度取决于病变的广泛程度与部位,轻者无明显症状,重者可至猝死。因此,让我们了解病毒性心肌炎的常识极为重要。

青春岁月

236

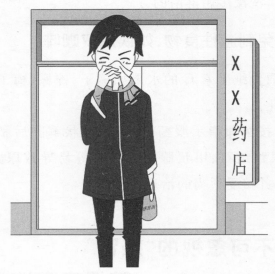

大学生小王的死亡悲剧

大一学生小王,几天前得了重感冒,自己并没有重视,随便买了点药吃,还一直坚持上课。恰好遇到高中同学组织聚会,小王盛情难却便硬撑着参加。聚会期间小王出现不舒服,但为了不破坏同学会的气氛,还一直强忍着。回家时出现胸闷、头晕加剧,在走楼梯时突然晕倒,陷入昏迷,同伴急忙将其送到医院。但为时已晚,几个小时后惨剧发生了,小王被宣布死亡。医生说,这是病毒性心肌炎引发的猝死,一条年轻鲜活的生命,就这样没了,大家都无法接受这个事实。

青春心结

小王的猝死让我们警醒! 到底什么是病毒性心肌炎?真有那么可怕吗? 难道一次普通的感冒,就会得心肌炎吗?

青春解码

心肌炎是指由某种感染源引起的心肌炎性疾病。各种感染源都可引起心肌炎,通常为病毒感染。故事中小王因为不重视自身病情的发展,病情由重感冒感染引起病毒性心肌炎最终猝死,这是一件非常可怕的事情。

1. 小小病毒招来心脏杀手

各种病毒都可引起心肌炎,其中以引起肠道和上呼吸道感染的病毒感染最多见,一般是通过以下两方面对人体形成危害：

病毒直接作用。主要在起病 9 天以内，大量病毒在心肌组织中复制，直接致心肌损伤、坏死。

免疫反应。人体病毒性心肌炎起病 9 天后，心肌内已检测不到病毒，但心肌炎病变仍持续存在。病毒性心肌炎早期以病毒直接作用为主，以后则以免疫反应为主。

2. 病毒性心肌炎有哪些表现？

病毒性心肌炎患者会出现疲乏、发热、胸闷、心悸、气短、头晕等症状，严重者可出现心功能不全或心源性休克。这些症状并不同时发生，它可能出现在病程的各个时期。约半数于发病前 1～3 周，如发热、全身酸痛、咽痛、腹泻等症状，然后出现心悸、胸痛、呼吸困难、乏力、恶心、头晕。部分患者原发病症状轻而无明显异常表现。

3. 将心脏杀手绳之以"法"

在前面的讲述中我们提到，病毒性心肌炎是由于病毒感染造成的，所以治疗它的方法当然要先从病毒入手。近年采用黄芩、牛磺酸、辅酶 Q_{10} 等中西结合治疗病毒性心肌炎，有抗病毒、调节免疫和改善心脏功能等作用，具有一定疗效。一些中草药如板蓝根、连翘、大青叶、虎杖等初步实验研究认为可能对病毒感染有效。干扰素也有抗病毒、调节免疫的作用。

另外，心肌炎患者应注意卧床休息，进食应选择易消化、富含维生素和蛋白质的食物。早期合理的休息极为重要，可使发生炎性病变的心肌尽快修复，防止病情进一步恶化。一般的心肌炎患者需卧床休息至体温下降后 3～4 周，有心力衰竭或心脏扩大者应休息半年到 1 年。

健康小窍门

身体强壮才能更好地抵御病毒的入侵，对于很多疾病的预防，强身健体都是首要的方式，同样地对于急性心肌炎的预防，增强身体素质，防治病毒性感染是预防此病的关键。青少年学生平时应加强体育锻炼，增强自身抵抗力，预防感冒。对于一些容易患感冒的人，必要时可应用一些增强免疫力的药物以防止病毒的反复感染。如在感冒或腹泻的急性期或起病 1～3 周内出现心慌、气促、心前区不适，应及时到医院就诊。发病的急性期应卧床休息，避免精神紧张。大部分患者可以完全康复。如果身边的人出现严重呼吸困难，平卧时病情加重，大汗淋漓，可能为严重心功能不全，应让病人取坐位或半坐卧位，向医疗急救中心打电话求助或以最安全、平稳、快速的交通工具送往附近医院。病人恢复期可适当活动，以不引起症状为度，但应避免妊娠、较剧烈运动、饮酒及其他对心脏有害的因素，一般应休息 3～6 个月，才可逐渐恢复工作与学习。

239

十一、肚子剧烈疼痛——急性阑尾炎

相信大家对阑尾炎并不陌生,经常听到说,谁谁得阑尾炎了,需要紧急送医院做手术。据估计,在我国每一千个居民中每年有一人会发生急性阑尾炎,并且可发生在任何年龄,但以青少年最多见,约占总数的 40%。性别方面,一般男性发病比女性高。那么,你知道什么是阑尾炎吗?得了阑尾炎该怎么办?除了做手术,有什么其他的预防方法呢?让我们一起来了解一下关于急性阑尾炎的知识吧。

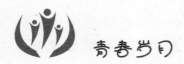

让汪志难忘的"阑尾炎"经历

大一的汪志是个爱学习的男生,但是自从高中毕业考入现在这所大学后,到现在他一直都不适应大学生活。原因很简单,他原来是班长,学习成绩一直是全年级最优秀的,但到了大学,周围的同学个个都很优秀,自己的那点优势根本都体现不出来。大半学期后,汪志对自己失去了信心,原本开朗的他,变得沉默了,还爱上了吃东西,经常暴饮暴食,不顾自己的身体,熬夜上网。这段时间,汪志还爱上

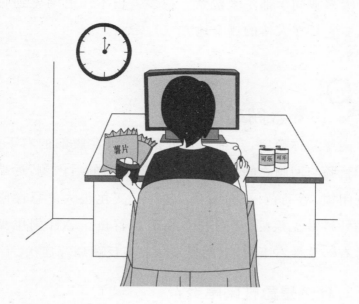

了暴走，经常是刚吃完饭，就往外跑。有天晚上，汪志很晚才回到宿舍，半夜里，他突然觉得肚子右侧特别疼，而且有个地方根本就不能碰，他以为忍忍会没事，没想到越来越痛，最后疼得满身大汗，差点昏倒。这下可把宿舍的同学给吓坏了，马上把汪志送到了医院，医生一检查，初步判断汪志是得了急性阑尾炎，必须马上做手术。

 青春心结

　　汪志好好的怎么会得阑尾炎呢？虽然大多数人都听说过阑尾炎，但阑尾炎是在腹部的哪个位置产生剧烈疼痛呢？

估计大多数同学都不太清楚。很多人也不知道阑尾到底是什么？它长在人体的哪个地方？

青春解码

阑尾又称蚓突，是细长弯曲的盲管，在腹部的右下方，位于盲肠与回肠之间，它的根部连于盲肠的后内侧，远端游离并闭锁，活动范围、位置因人而异，变化很大。急性阑尾炎是外科常见疾病，居各种急腹症的首位。急性阑尾炎病人常有转移性右下腹痛、阑尾点压痛及反跳痛等症状。

242

1.什么是急性阑尾炎？

急性阑尾炎，顾名思义就是发生于阑尾的急性炎症，是由于阑尾发生梗阻、感染或者反射性阑尾动脉痉挛导致阑尾发生的急性炎症、缺血坏死等。

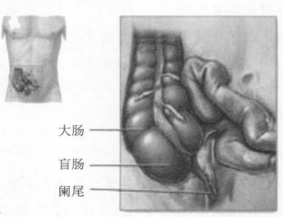

大肠

盲肠

阑尾

2.急性阑尾炎的病因

(1)阑尾管腔易阻塞

如果大家对阑尾有更深入的了解便会知道,阑尾天生管腔细窄,开口狭小,并且卷曲成弧形,这样大家就能理解为什么阑尾容易阻塞了。此外,食物残渣、粪石、异物、蛔虫、肿瘤等也常造成管腔阻塞。

(2)胃肠道疾病影响

胃肠道的一些疾病,如急性肠炎、炎性肠病、血吸虫病等,都可直接蔓延至阑尾,或引起阑尾管壁肌痉挛,使血液运输阻碍而致炎症。

243

(3)细菌入侵

阑尾发生梗阻和炎症后,黏膜容易发生溃疡,上皮损害,管腔内细菌不能排出而伺机繁殖生长,侵入管壁,使感染加剧。

3.急性阑尾炎有多疼?

急性阑尾炎病人最突出的表现就是腹痛,疼痛多从脐周和上腹部开始,开始疼痛不甚严重,位置不固定,呈阵发性。数小时后,腹痛转移并固定在右下腹部,呈持续性加重。约70%～80%急性阑尾炎具有这种典型的转移性腹痛的特点,但也有一部分病例发病开始即出现右下腹痛。除了腹痛之外,患者还伴有胃肠道的症状,恶心、呕吐最为常见,早期呕吐多为反射性,常发生在腹痛的高峰期,晚期呕吐则与腹膜炎有关。约 1/3 的病人有便秘或腹泻的症状,腹痛早期大便次数增多。盆腔位阑尾炎时,炎症刺激直肠和膀胱,引起排便里急后重和排尿痛。并发腹膜炎、肠麻痹则出现腹胀和持续性呕吐。急性阑尾炎病人初期还可能有乏力、头痛。炎症加重时可有发热等全身中毒症状,体温多在 37.5℃～39℃之间。化脓性、坏疽性阑尾炎或腹膜炎时可出现畏寒、高热,体温可达 39℃～40℃。

4. 手术是最主要的治疗方法

　　急性阑尾炎一旦确诊后主张尽早手术治疗,以减少并发症的发生。因为急性阑尾炎主要是由于感染、梗阻以及阑尾血管痉挛所导致的阑尾炎性改变,如果不及时治疗,并发症发生率相当高,而且很有可能导致慢性阑尾炎的发生,增加慢性阑尾炎急性再发作的可能。

 健康小窍门

急性阑尾炎的预防

　　饭后切忌暴急奔走,盛夏酷暑切忌贪凉过度,尤其不宜过量饮用冰啤酒以及其他冷饮。平时注意不要吃过于肥腻及刺激性食物。应积极参加体育锻炼、增强体质、提高免疫能力。如果有慢性阑尾炎病史,更应注意避免复发,平时要保持大便通畅。

十二、男生的苦恼——包皮过长和包茎

包茎和包皮过长在我国男性中所占的比例在 80％左右。包皮过长、包茎尽管是先天性长成的,但危害很大,不仅会阻碍男性青春期生殖器正常发育,还会导致许多青少年因此产生抑郁、自卑等心理问题。如果日常不注意阴部卫生,还容易形成包皮垢,引发包皮炎、阴茎头炎、尿道炎等泌尿感染疾病。包皮垢及包皮炎的刺激,还容易引起青少年手淫行为,严重的还可造成生殖器病变。因此,我们应该重视包皮问题,一起来了解一下关于包皮过长和包茎的知识吧!

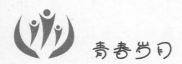

青春岁月

包皮的烦恼

晓光考上大学后,来到离家很远的石家庄上学,突然换了一个陌生的环境,让从小生活在南方的他有些不适应。尤其是上学不久,晓光就发现自己的"私处"总是隐隐作痛。他晚上偷偷地查看了一下,结果发现阴茎上不知道什么时候长了很多小疱,又疼又痒。因为离家远,晓光没办法和父母说,于是自己买了些药膏抹,可越抹越严重。

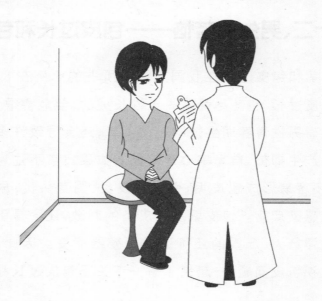

有一次晓光偶然看到尖锐湿疣的"小广告",上面描述的症状和自己的几乎都差不多,这下晓光吓坏了,因为怕同学知道,自己又不好意思去大医院看,赶紧找了一个小诊所看病,结果医生告诉他他得了"性病",并且给他开了好多药。不到一个月的时间,晓光就花光了家里给的半年的生活费。

后来爸爸知道后,便来到了石家庄,带着晓光去正规医院检查,发现晓光只是由于包皮过长,加上没有注意卫生,引发了炎症,并不是得了"性病",经过 4 天的治疗,晓光就完全康复了。

青春心结

一提到"包皮过长""包茎",很多人的第一反应就是回避,认为这是个隐私问题,不适合拿到阳光下来讨论。青春岁月里,很多同学都有和晓光类似的遭遇,原来都是包皮惹的祸。到底什么是包皮过长,什么是包茎? 它们有什么危害呢? 我们该怎么预防呢?

247

青春解码

包皮是指在阴茎头部的一层松软的皮肤,婴幼儿时,包皮较长,在阴茎头外面,能保护脆弱的龟头。随着年龄的增长,包皮逐渐向阴茎头后退缩,到了青春发育期,包皮随着生殖器的发育而自然翻上去,使整个阴茎龟头全部露出来。如果到了青春发育阶段,包皮仍然把阴茎龟头包住,根本无法上翻,称为"包茎";如果能够上翻起,但不能使阴茎龟头露出来,便称为"包皮过长"。

1. 如何判断包皮过长或包茎?

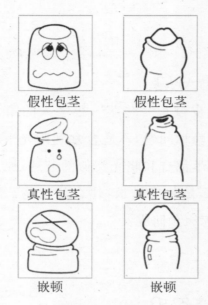

包茎与嵌顿示意图

　　判断是包茎还是包皮过长,可以通过自我检查进行确定。在阴茎部涂肥皂,使包皮内外润滑,左手固定阴茎,右手将包皮向后推并翻转,若能顺利将包皮上翻,为包皮过长;若包皮口太小不能上翻,即为包茎。或者当阴茎充分勃起时,包皮无粘连,向后退缩暴露出阴茎头及尿道口,就属包皮过长,若包皮仍然紧裹着阴茎头部,露不出尿道口及阴茎头,则为包茎。一般来说,包茎比包皮过长对人体的危害要大得多。

2.包皮过长和包茎的危害

不论是包茎还是包皮过长，对人体都有一定害处，主要体现在以下几方面：

（1）妨碍阴茎发育

包茎会影响阴茎的生长发育，在青春期由于阴茎头被包皮紧紧包住，得不到外界的应有刺激，阴茎头的发育受到很大束缚，致使性器官发育成熟后的阴茎头冠部的周径明显变小。包茎严重时，可引起远端包皮和阴茎头血流不畅而发生水肿、淤血，若不及时处理可发生溃烂，甚至阴茎头坏死。

249

（2）易患阴茎头包皮炎

包茎或包皮过长时，包皮内皮脂腺的分泌物不能排出，和尿中的沉淀物形成乳酪状奇臭的"包皮垢"。包皮垢适宜细菌生长，可引起阴茎头及包皮发炎，细菌通过尿道还可以造成尿路感染。反复感染会引起炎性粘连，甚至形成继发性包茎或尿道口狭小，造成排尿困难。

（3）损害肾脏功能

由于阴茎发炎，可以引起尿道口或前尿道狭窄，造成排尿困难。长期排尿困难，肾脏的功能就会受到损害。

（4）有致癌的危险

包皮过长和包茎，有诱发阴茎癌的可能。包皮垢是一种致癌物质，据调查，85％～95％的阴茎癌患者，都是包茎或包皮过长造成的。

3. 经典治疗方法——包皮环切

包茎及包皮过长的男孩应当及早到医院做包皮环切术治疗。包皮环切手术很简单，局部麻醉后十多分钟就能做完手术，一般医院外科门诊就可施行。

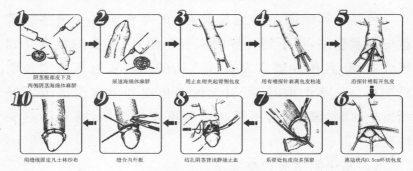

经典的包皮环切手术

对于不发炎的包皮过长，只要经常将包皮上翻清洗，也可不必手术。包皮过长如果有炎症不能及早手术，也应当保持外阴清洁，每天清洗一次阴茎，不要用手翻包皮，不要乱涂药，要及时到医院请医生处理，待炎症消失后再做手术。

健康小窍门

如何自我矫治包皮过长？

青少年时期的包皮过长，可通过手法自我矫治。其方法是：每天在排尿时，用手轻柔地并慢慢地将包皮向上翻动

2~3次,阴茎头暴露后持续一会儿,然后松开手。如此坚持数月,阴茎头因得到充分暴露而发育较快,随着身体发育生长,边缘突起,包皮就不会复原了。通常即使到了成年阶段,由于包皮具有扩张性,此时仍可用此手法来纠正包皮过长的缺陷。

自我矫治包皮过长是一个渐进的过程,不能急于求成。每次矫治前应注意清洁卫生,洗净双手、阴茎和外阴部,以免引起感染。如果矫治无效,应及时手术,而包茎严重者则不适宜用此自我矫治法,否则会发生嵌顿,导致阴茎头水肿,发生意外。

251

十三、女生的烦恼
——与月经有关的病症

进入青春期后,从月经来潮到形成相对稳定的月经周期,关于月经的各种病症始终伴随着我们女孩的整个青春期。有调查资料显示:约28％的女生有经前综合征,10％左右的会有痛经,还有青春期功血,长期多量出血导致贫血等等。各种各样与月经有关的病症,不同程度地影响着女孩的身体发育,如果不正确认识和理解,不仅会影响身体发育和学习生活,还会严重影响女孩的身心健康。因此,了解这些月经病是我们青春期必须掌握的知识。

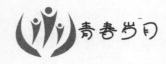

青春岁月

女生赵敏的痛苦

赵敏 16 岁了，自从 12 岁左右第一次来月经后，她最怕的就是来月经，因为每次来月经她都会痛经。为此，她一直烦恼不已，因为不光是痛经，她的月经还不规律，每次月经出血特别多。赵敏的同学们都没有这种情况，她也不敢告诉别人，怕被人笑话。这个月的月经没有预兆地提前报到了，和以前不一样的是，这次肚子特别痛，血也特别多，赵敏觉得自己快要虚脱了，在课堂上直接晕倒了。这下把老师吓坏了，赶快把赵敏送到医院，医生检查后，说赵敏是痛经，因为功血，她已经出现严重贫血，必须引起重视了。

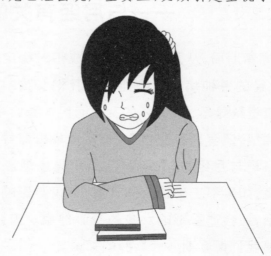

青春心结

为什么月经会给赵敏带来这么多烦恼？做女人真难啊！月经对女孩真有这么大的影响吗？原来月经长期不规律也是病呢。月经要来了也怕，不来也怕，多了也怕，少了也怕。我们该怎么办呢？

青春解码

253

1.经前期综合征——让"紧张"随风而去

也许你在"那几天"要来之前常常会焦虑、精神紧张、情绪波动、烦躁易怒，同时出现眼睑、面部、手脚水肿、乳房胀痛、头痛、肠痉挛等，甚至全身各处疼痛。还有食欲改变，喜欢吃酸、咸、甜等刺激性较强的、味道较浓的食品。这是怎么了呢？这就是我们常说的经前期综合征。

2.痛经——"经期不痛，月月轻松"

大部分青春期女生都会被每个月的"痛经"困扰着。痛经可在月经前后或行经期出现，一般月经来潮数小时前感到下腹不适，为月经先兆，月经开始时疼痛逐步或迅速加剧，出现周期性、痉挛性下腹部疼痛，可放射至腰骶部或大腿内侧，甚至出现晕厥或疼痛性休克，严重影响生活和学习。痛经的发作一般与月经期出血同步，在剧烈腹痛发作后转为中度阵发性疼痛,疼痛持续 2～3 天,一般在 24 小时后逐渐减轻。青春期少女如果出现以上情况,需到医院及时就诊,经过专科医生检查后未发现器质性病变者,称为原发性痛经。月经期剧烈活动,重体力劳动,受冷或体质虚弱易引起痛经。

3. 青春期功血——警惕"不规则"的月经

254

青春期少女自月经初潮到建立规律月经周期,常需经历 1～2 年甚至 4～5 年的月经紊乱,这是因为青春期下丘脑—垂体—卵巢轴激素间的反馈调节机制未发育成熟,特别是下丘脑垂体对卵巢分泌的雌激素的正反馈反应存在缺陷,卵泡虽有成批生长,却无排卵。它主要有以下表现:没有固定的月经周期,经量时多时少,经期长短不一,往往是有数周或数月的停经,然后大量出血引起贫血,需要输血或住院治疗,也可以开始即为阴道不规律出血,若不及时治疗,可引起慢性失血性贫血,影响学习和身体发育。

那么,怎么样才算是正常的月经周期呢?月经周期的正确计算方法是上次月经来潮的第一天至下次月经来潮的第一天,正常的月经具有周期性,间隔为 24～35 天,平均 28 天,每次月经来潮的持续时间称为经期,为 3～7 天,经量为一次月经来潮的总失血量,月经开始的头 12 小时,一般量少,第 2～3 天出血量最多,可有血凝块,正常一次月经总失血量约 30～50 毫升,也就是每次卫生巾(全湿透)不超过 2 包为标准,超过 80 毫升为月经过多。

如果青春期少女在月经初潮后出现了月经不规律,若对身体影响不大,可观察一段时间,待卵巢发育成熟,并有规律地排卵后,月经自然就正常了,若月经紊乱引起慢性失血性贫血,影响日常生活和学习,有必要请专科医生作进一步诊治,先排除全身性疾病、生殖器官器质性疾病及病理原因引起的子宫出血,一旦确诊为青春期功血,也不必恐慌,只要配合医生的治疗,病情肯定会好转,贫血也会得到改善。

4. 闭经——它为何不再来?

闭经有两种:一种是指约 16 岁后第二性征已发育,但月经还未来潮,称原发性闭经;另一种是月经来潮后,又停止,停经持续时间相当于既往 3 个月经周期以上的总时间,或月经停止 6 个月,称继发性闭经。

青春期少女的闭经多见于先天性性腺发育不全,生殖道发育畸形,神经内分泌功能失调等,常见以下几种类型:

(1)先天性卵巢发育不全,性激素分泌功能障碍,使性腺激素升高,分为染色体正常和异常两类,伴有身材矮小,缺乏女性第二性征,身体发育外观畸形。

(2)先天性下生殖道发育异常,如处女膜闭锁、阴道发育畸形等。

(3)若无月经来潮,并伴有外生殖器官发育异常,如阴蒂肥大、体毛过多,有时能在外阴部扪及硬块,应考虑两性畸形。

(4)如果是女运动员,运动过于激烈,运动量过大,可引起运动性闭经,从事繁重体力劳动的农村女孩,也可引起闭经。只要注意营养、劳逸结合,减少运动量或劳动强度,月经就会来潮。

(5)过度节食,减肥。过度节食可限制蛋白质及能量的摄入,促性腺激素合成减少,卵巢、子宫等生殖器官发育不良,影响月经来潮。另外,严重的营养不良、肠道寄生虫病、肝病、肺结核、严重贫血也可导致月经不来潮。气候和环境的突然变化、精神受到不良刺激也可引起继发性闭经。

如果青春期少女无以上原因引起的闭经,就应到医院请医生作进一步诊治,是否患有继发的器官功能障碍或肿瘤等。

5. 白带——它的异常,你的担忧

青春期少女卵巢发育旺盛,分泌对子宫颈、阴道黏膜有影响的雌激素。在雌激素的作用下,宫颈黏液分泌增加,连同脱落的阴道上皮细胞、子宫内膜碎片一起排出阴道,像蛋清样、呈白色糊状均匀涂在外阴或内裤上,透明、清亮、无腥臭味,这就是白带。白带的形成在雌激素的作用下也会有周期性改变,一般在月经前后 2～3 天,排卵期明显增多,正常的白带能保持外阴、阴道湿润,维持阴道生态平衡,增强阴道对外来病菌的抵抗力。白带的数量、颜色、气味直接反映了生殖器官的健康状况。若白带增多呈脓样,伴有臭味,外阴红肿、瘙痒、疼痛,多见于外阴阴道炎症、阴道异物、阴道滴虫感染等。若白带呈豆渣样或乳酪状,多为霉菌性阴道炎。白带中混有血液,有时伴有气味,多见于宫颈炎、宫颈息肉等。

健康小窍门

平时积极锻炼身体,增强体质,养成良好的生活习惯,保证必要营养的摄入及充足的睡眠,注意膳食平衡和有氧体育运动。坦然面对经前期综合征,调整好心态,保持乐观、开朗的情绪,合理安排学习和生活,劳逸结合。

做好经前自我保护,注意局部卫生,预防感染,避免剧烈的体育运动和过度劳累,注意保暖,避免冷水、冷饮刺激,不穿紧身不透气的衣裤,以保持盆腔血液循环的正常运行和通畅。如果经过以上调节不能改善,就必须重视,要去正规医院检查。

257

十四、一失足成千古恨
——性病与艾滋病

近年来,我国性病发病率每年以 20%～30% 的速度增加,呈逐年上升趋势。据 2005 年中国官方统计,中国感染性病人数是 70 万,性病已成为中国五大传染病之一。一般认为,性病感染者主要集中在三类人群:性工作者、同性恋者及嫖娼者。然而,从世界各国范围来看,性病易感人群正从性工作者、吸毒人群,渐渐向普通人尤其是青少年蔓延开来。2007 年英国新增性病患者当中,有一半左右年龄在 16～24 岁之间,这清楚地说明年轻人大多数不了解性病及其危害，使其患病风险大幅上升。那么，究竟什么是性病，什么是艾滋病？我们青少年必须知道关于性病的基本知识，避免无知给自己带来不可挽回的伤害。

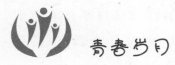

258

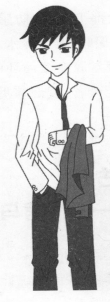

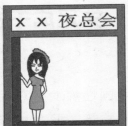

快活的代价

小姜是一个刚刚大学毕业的白领，几个星期前，他因为工作到外地出差，当地的合作伙伴为表诚意，就请小姜在一家夜总会里"快活"了一个晚上。小姜回来之后的一个星期就有了困扰，他感到自己的阴茎疼痛，尤其是小便的时候，而且尿道口红肿,有时还有脓液流出。早晨起床的时候,在尿道口还会出现黄色的痂块。因为生病部位隐蔽的缘故,他不愿去就医,就自己吃了一些消炎药,而后症状就消失了,他以为病愈了,就不再理会。但每当他喝酒,或休息不好时,这些症状就会重新出现,而且一直反反复复,以至于他不能正常工作,迫不得已去医院就医,医生诊断说他得了"性病"。

青春心结

你知道什么是性病吗?在路边的电线杆上,你可能见过治疗梅毒、尖锐湿疣的牛皮癣广告;在电视上,也曾不经意间扫到××医院性病专科对××病有良好的疗效……现代发达的传媒会使你接触到很多的东西,但是这些名词你真正了解吗?

青春解码

1. 什么是性病? 什么是艾滋病?

性病,俗称"花柳病",国际上把凡是主要通过性行为或类似性行为引起的一组传染病统称为"性病",我国政府规定的法定与监测性病有梅毒、淋病、非淋菌性尿道(宫颈)炎、尖锐湿疣、生殖器疱疹、软下疳、性病性淋巴肉芽肿和艾滋病 8 种。

性病包括的范围较广,包括了 20 多种与性行为相关的疾病,其中就包括了艾滋病。尽管如此,由于艾滋病的危害性大,对公共卫生的影响严重,我们常将艾滋病单独列出,并称"性病艾滋病"。

艾滋病,学名为"获得性免疫缺陷综合征"(英文缩写 AIDS),是由人类免疫缺陷病毒(英文缩写 HIV)入侵引起的,属于性病的一种,但由于对人体危害严重,常单独列出。它可造成人体免疫功能严重缺损,丧失正常防御感染的能力,对平时没有致病能力的细菌也会发生感染,还可失去控制体内异常细胞增生的能力,发生恶性肿瘤。该病死亡率很高,目前尚无有效杀死艾滋病病毒的药物,目前最有效的对付它的办法是预防。

2. 性病是怎样传染的?

在人们的性活动中,如有非婚性行为、采用某些性交方式(如肛交)和频繁交换性伙伴是容易得性病的。因为性病主要通过以下 3 条途径传播:

(1)性接触传播

即通过各种性接触(阴道性交、口交、肛交等)传染。这是因为:性交时一方生殖器病损中存有足够数量的病原体,另一方的皮肤粘膜有可能直接接触到病原体;性交时生殖器处于充血状况,由于摩擦形成皮肤粘膜的损伤(可以是微小的损伤),有利于病原体的进入。尤其是肛交时,直肠下端为脆弱的柱状上皮,摩擦时很容易引起直肠黏膜破损,感染性病、艾滋病。除性病外,肛交还可引起肠道的病原体如甲、乙型肝炎病毒,阿米巴原虫等的传播。

除性交引起生殖器、肛门直肠、口腔等部位的感染外,其他与性有关的行为如亲吻、相互手淫等也可发生口唇、眼、鼻、乳房、手指等生殖器以外部位的感染,但比较少见。此外,由于解剖部位的不同,女性被感染淋病的危险大于男性。估计与男性患者一次性交,女性可有 50%～60%被感染;而男性一次性交被感染的机会只有 20%。这与男性射精促使淋球菌易于到达女性宫颈柱状上皮细胞有关。

(2)血液传播

通过接受污染的血液、血制品、共用注射器、针头,以及胎盘、产道等传染。孕妇患有梅毒时可通过胎盘感染胎儿;妊娠妇女患淋病,由于羊膜腔内感染可引起胎儿感染。分娩时新生儿通过产道可发生淋菌性或衣原体性眼炎、衣原体性肺炎。如果产妇临产时患有生殖器疱疹、尖锐湿疣,新生儿经产道可受感染。

(3)污染的生活用具传播

通过破损的皮肤黏膜接触污染的生活用品,如马桶圈、浴巾、被褥等传染。但一般日常接触如握手、拥抱、进食等是不会传染性病的。

3. 性病有哪些危害?

性病对个人、家庭以及社会均可造成一定危害:

(1)对个人的危害

影响健康,如治疗不及时、不彻底可造成各种并发症、后遗症。如梅毒,晚期梅毒可影响骨骼、神经和心血管系统,产生骨损害、梅毒性心脏病等,孕妇还可传染胎儿,造成流产、死产等。淋病、非淋菌性尿道(宫颈)炎不彻底治愈,男性可引起附睾炎、精索炎、输精管阻塞,导致不育。女性可引起盆腔炎、输卵管炎、输卵管阻塞,导致宫外孕、流产、不育等。艾滋病目前尚无彻底治愈的办法,死亡率很高。此外,性病对人们心理上的创伤较大,尤其是在受到来自家庭、社会各方面压力、歧视、恐吓后,有时产生较重心理负担,影响正常的工作、生活,甚至使人丧失了生活信心。

(2)对家庭的危害

如不注意卫生和不采取安全性行为,可传染配偶、子女。患梅毒第一年传给对方的概率是 92%;淋病患者与配偶一次性交,传给对方的概率是 20%~30%,4 次即达 80%以上;与患有生殖器疱疹者性交一次约 80%被传染;与尖锐湿疣患者性接触 60%~70%可被传染。此外,污染的生活用品还可传染家人,尤其是幼女,可造成性病在家庭内的传播。由此引发的家庭风波、夫妻不和,甚至离婚也时有发生。

(3)对社会的危害

家庭不和可造成社会不安定,某些感染者存有对他人的报复心理,引发刑事犯罪。此外医药费的支出、劳动力的损失等均影响社会经济发展,可见性病对人们的危害是多方面的。

4. 性病、艾滋病有哪些具体表现？

（1）淋病和非淋菌性尿道炎

故事中的小姜其实就是一名淋病患者。淋病就是一种很典型的性传播疾病，具有很强的传染性，约 99％的淋病患者就是通过性接触传播的，偶尔也可以接触被淋球菌的分泌物污染的用具（如衣裤、被褥、毛巾、浴盆、坐便器等）而被传染。

淋病在任何年龄均可发生，但以中青年多见（性活动频繁），潜伏期一般为 2～10 天，平均 3～5 天，而且潜伏期的患者具有传染性。淋病主要是引起泌尿生殖道的反应，男性主要表现为尿道炎、前列腺炎、精囊炎、附睾炎等，女性则表现为阴道炎、宫颈炎、盆腔炎、前庭大腺炎、输卵管炎、子宫内膜炎等。

263

提到淋病，就不得不说一说非淋菌性尿道炎（以下简称"非淋"），它们两个是一对"难兄难弟"，在很多的病例中两者都是相伴发生的，而且引起的症状十分相似，不易区分。

非淋是由沙眼衣原体、解脲支原体等引起的一种经性传播的尿道炎，在其分泌物中检测不到淋球菌。它在欧美国家已居性病首位，在我国也日益上升，情况不容乐观。成人主要通过性接触传播，也会因密切接触发生间接传播，潜伏期一般为 1～3 周。非淋与淋病的症状十分相似，均有尿急、尿痛、尿频和尿道口流脓的症状，但程度要比淋病轻，也会出现晨起"糊口"的现象。女性则会表现为白带增多,宫颈水肿和糜烂,也可无症状。

（2）梅毒

梅毒是由苍白螺旋体（TP）感染而引起的一种慢性性传播疾病。本病表现极为复杂,几乎可侵犯全身各种组织器官,产生各种各样的症状和体征。早期主要侵犯皮肤黏膜,晚期侵犯心血管系统和中枢神经等重要脏器,危害性极大。梅毒一般有四种传播方式:95％～98％的病人通过直接性接触传播的方式被传染,另外间接接触也可被传染,还可通过胎盘和血液传播。

（3）尖锐湿疣

尖锐湿疣又称生殖器疣,是由人类乳头瘤病毒引起的性传播疾病,主要通过性接触传播,也可通过日常接触传染,还可发生母婴传播。

尖锐湿疣是世界范围内常见的性传播疾病之一,国外发病率占第二位。它在性活跃的中青年多发,潜伏期一般为 2 周到 8 个月,平均为 3 个月。临床表现为乳头状、菜花状、鸡冠状及蕈样状的疣性增生,男性多见于冠状沟、龟头、系带、尿道口、阴茎体、会阴、肛门及直肠;女性多见于大小阴唇、阴道口、阴蒂、阴道、宫颈、会阴及肛周。疣体可呈白色、粉红色及污灰色,表面可发生糜烂,有渗液、破溃,也可合并出血感染。也会出现疼痛及性交不适。

（4）生殖器疱疹

生殖器疱疹是由单纯疱疹病毒引起的一种慢性性传播

疾病,它感染泌尿生殖器及肛周皮肤黏膜,易复发,难治愈。患者、亚临床和无表现排毒者是主要传染源,有皮损者传染性强,主要通过性接触传播。发病率近年来不断上升。潜伏期2～14天,平均3～5天。

感染后平均约4～5天,外阴患部先有灼热感,随即发生成群丘疹,继之形成水疱。2～4天后演变为脓疱,破溃后形成糜烂或浅溃疡,然后会结痂自愈,会感到疼痛。原发性生殖器疱疹,往往伴有全身不适、低热、头痛等全身症状,局部淋巴结肿大。皮损多发于男性的包皮、龟头、冠状沟和阴茎等处,偶见于尿道口;女性则多见于大小阴唇、阴蒂、阴阜、子宫颈等处,亦见于尿道口。一般持续2～3周,随后进入潜伏期,以后可复发。

265

(5)艾滋病

艾滋病全称为获得性免疫缺陷综合征(AIDS),是由人类免疫缺陷病毒(HIV)感染所致的以严重免疫缺陷为主要特征的性传播疾病。临床表现主要有淋巴结肿大、厌食、慢性腹泻、体重减轻、发热、乏力等。主要传播途径有三条:性接触、血液传播、母婴传播。潜伏期短至数月,长至20年,平均8～10年。

因为HIV主要攻击的是人体的免疫系统,所以艾滋病易造成条件性感染,即出现常人不易得的罕见疾病(如口腔念珠菌感染、卡氏肺囊虫肺炎、巨细胞病毒感染、卡波希肉瘤、淋巴瘤等),而这些疾病是致死的直接原因。

艾滋病有几类发病的高危人群,因为其特殊性,他们也备受关注。这些人主要有：

①男性同性恋者：特殊的性交方式增加了艾滋病的易感性。

②吸毒者：经静脉注射毒品成瘾者约占全部艾滋病病例的 15%～17%，主要是因为吸毒过程中反复使用了未经消毒或消毒不彻底的注射器、针头，其中被艾滋病毒污染的注射器具造成了艾滋病在吸毒者中的流行和传播，使吸毒者成为第二个最大的艾滋病危险人群。

③血友病患者：需要长期使用血制品来治疗凝血因子缺乏。

④接受输血或血液制品者：和艾滋病的血液传播途径密切相关。

⑤与高危人群有性关系者：和艾滋病的性接触传染途径有关。

对 AIDS 的确诊，需要通过实验室检查。对自己存在疑惑者可以到当地的疾病控制中心做 HIV 的免费检查来确诊。

由于艾滋病目前尚无有效的预防疫苗和治愈方法，所以对于艾滋病，预防重于治疗。个人防护需做到不接触患者的血液、体液、精液或外阴分泌物。避免与艾滋病人或其携带者发生性关系，对于情况不明的性行为，需要正确使用安全套来保护自己。

健康小窍门

青少年应该如何做好对性病及艾滋病的个人预防？

1. 联合国提出的"ABC"原则

267

A 代表 Abstinency，意为"禁欲"，要完全禁止可能有些难，那就退一步，做到"节制"，尤其是青少年，一定要避免过早发生性行为。

B 是 Be-faithful，意思是"忠诚"，换句话就是要做到一夫一妻制或是有固定的性伴侣，不要和陌生人发生性关系。

C 就是 Condom，即安全套，这是最后一步。安全套对于防治性病和艾滋病，是一个非常有效的方法。

2. 要养成良好的个人卫生习惯，降低感染率

便后洗手、勤洗澡、勤换衣裤，不使用他人的毛巾、浴盆等，每次毛巾用后尽量拧干，脸盆用完倒过来放以保持干燥等；外出旅游时一定要注意个人卫生，最好每天换洗内裤；住宿时，仔细检查房间里的各式卧具；洗澡时最好淋浴，用自带的毛巾擦拭身体。外出回家后，最好马上洗个澡，换洗衣物，并用开水浸泡一下。加强自我保护意识，不吸毒，不轻易使用血液制品。

3. 有溃疡、皮疹等可疑症状时及时到正规医院就医，做到早发现、早治疗、早治愈，不留后患

有人误以为每天冲洗阴部就可预防性病，这是不正确的。自己随意用抗生素预防（有人每月打一针青霉素，还有人定期使用红霉素或外用抗生素药膏）的做法也是不可取的，万一感染了，不仅没有彻底治愈，还会掩盖症状，贻误病情，产生不良后果。

总之，以道德准则规范自己的行为，任何性病都是可以预防的。

主要参考文献

1. 彭裕文. 局部解剖学. 第 7 版. 北京：人民卫生出版社,2008.

2. 徐晓阳. 性医学. 北京：人民卫生出版社,2007.

3. 薛辛东. 儿科学. 北京：人民卫生出版社,2010.

4. 邱仁宗. 生殖健康与伦理学（第 3 卷）. 北京：中国协和医科大学出版社,2012.

5. 林崇德. 发展心理学. 北京：人民教育出版社,2009.

6. 谢弗,邹泓. 发展心理学：儿童与青少年（第 8 版）. 北京：中国轻工业出版社,2009.

7. 曹泽毅. 中华妇产科学. 北京：人民卫生出版社,2010.

8. 于康. 营养与健康. 北京：科学出版社,2010.

9. 张卫东,陶红亮. 中小学生健康手册. 北京：人民卫生出版社,2012.

10. 李百珍. 青少年心理卫生与心理咨询. 北京：北京师范大学出版社,2005.

11. 宋国萍. 心理诊所. 重庆：重庆出版社,2008.

12. 余小鸣. 青春期保健. 北京：中国协和医科大学出版社,2007.

13. 吴宗辉. 青春期卫生保健. 重庆：西南师范大学出版社,2009.

14. 葛坚. 眼科学. 北京：人民卫生出版社,2010.

15. 张志愿. 口腔科学. 北京：人民卫生出版社,2008.

16. 王吉耀. 内科学. 北京：人民卫生出版社,2010.

17. 陈孝平. 外科学. 北京：人民卫生出版社,2010.

18. 邹克扬,贾敏. 大学生性教育与艾滋病性病防治. 北京：北京师范大学出版社,2009.

19. 王应雄. 生殖健康学. 北京：人民卫生出版社,2007.